Wolfgang Trawniczek
Trager
Lebensgefühl der Leichtigkeit. Quelle des Wohlbefindens für
Körper, Geist und Seele

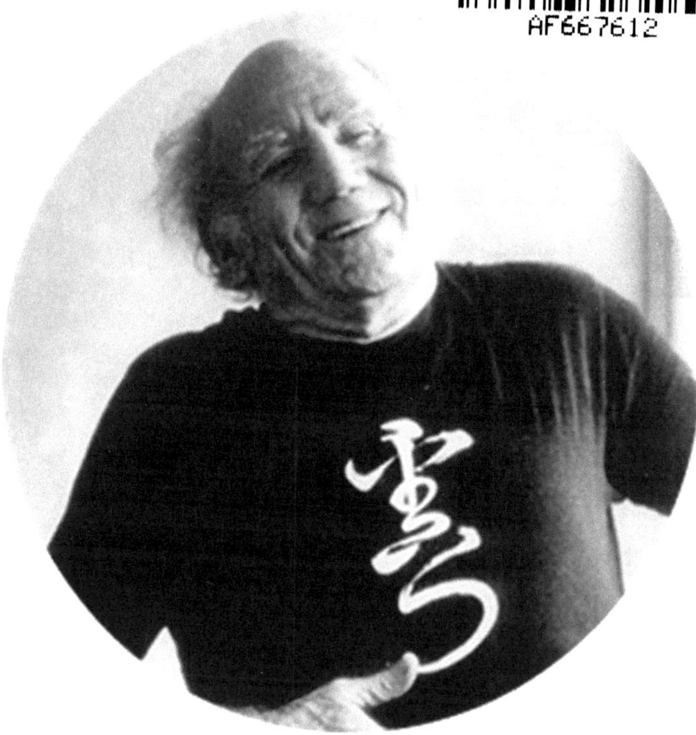

Dr. Milton Trager (1908 – 1997)

TRAGER

Lebensgefühl der Leichtigkeit.
Quelle des Wohlbefindens für
Körper, Geist und Seele.

Entdecke die Freiheit in dir.

Von Wolfgang Trawniczek

Bibliografische Information der Deutschen Nationalbibliothek:
Die Deutsche Nationalbibliothek verzeichnet diese Publikation in der Deutschen Nationalbibliografie; detaillierte bibliografische Daten sind im Internet über http://portal.dnb.de abrufbar.

ISBN 978-3-98885-352-3

Umschlagillustration: musicman (shutterstock.com)

www.rediroma-verlag.de
11,95 Euro (D)

Inhalt

Vorwort / Einleitung

Ich freue mich, dass Sie Interesse an diesem Buch gefunden haben und einen Einblick in die TRAGER-Arbeit erhalten wollen.

Ich werde versuchen, Ihnen TRAGER im Sinne des TRAGER-Ansatzes von Einfachheit und Leichtigkeit vorzustellen mit dem Ziel, Sie dazu einzuladen, auch in Ihrem Leben mehr Freiheit in Körper, Geist und Seele zu finden.

Es ist ein Einlassen auf eine spezielle Art der Körperwahrnehmung und Bewegungsschulung in ganzheitlicher Betrachtungsweise des Menschen. Dabei geht es grundsätzlich darum, Körper, Geist und Seele zu integrieren und ihnen in gleichem Maße Beachtung und Aufmerksamkeit zukommen zu lassen. Denn der Mensch ist nur heil und gesund, wenn er ganzheitlich im Einklang mit sich ist.

Das Ganze hört sich vielleicht auf den ersten Blick spirituell an und mit Sicherheit fließt auch dieser Aspekt in die TRAGER-Arbeit mit ein, doch aus medizinischer Sicht werden Körper, Geist und Seele schon lange Zeit getrennt voneinander behandelt. Körper, Geist und Seele bilden aber eine Einheit, die sich immer wieder gegenseitig bedingen, sodass eine Genesung erst eintritt, wenn alle Bereiche im Einklang miteinander sind.

Dies soll aber kein medizinisches Fachbuch oder eine wissenschaftliche Arbeit werden. Ich bin auch kein Mediziner, der das groß bewerten oder beurteilen könnte. Hierzu werde ich mich Ihnen aber später noch genauer vorstellen.

Das Buch soll lediglich ein Verständnis schaffen für das zusammenhängende Prinzip und die Notwendigkeit der ganzheitlichen Betrachtungsweise verdeutlichen.

Ich möchte es daher mit einfachen Worten beschreiben. Leidet der Körper durch Krankheit oder einen Unfall, sei es nur vorübergehend oder chronisch, so leidet irgendwann auch die Psyche, da die körperlichen Schmerzen den Geist zermürben. Körperliche Beeinträchtigungen ziehen immer Einschränkungen nach sich, die sich mehr oder weniger auf die Lebensqualität auswirken. So ist es jemandem mit Bandscheibenvorfall oft nicht mehr möglich, seiner Tätigkeit, seinen Hobbys oder alltäglichen Aufgaben in der Art und Weise nachzugehen, wie er es früher einmal konnte. Dies kann wiederum von einfacher Verbitterung über Depressionen bis hin zur Resignation führen. Der körperlich wahrgenommene Schmerz wirkt sich also auch auf die Psyche aus. Eine angeschlagene Psyche blockiert den Heilungsprozess und kann unter Umständen sogar zu einer Verschlimmerung des Zustands führen. Eine angeschlagene Psyche verhindert oft, weiterzumachen, sich nicht aufzugeben und nach Lösungen zu suchen.

Ich selbst war in diesem Kreislauf schon gefangen und griff nach jedem Strohhalm, in der Hoffnung, Schmerzlinderung zu erfahren. Ich kenne also dieses Zusammenspiel von Körper und Psyche, das auch als psychosomatische Störung bezeichnet wird. „Psycho“ für die Psyche oder die Seele des Menschen und „Soma“ für den Körper. Wobei ich Psyche und Seele nochmals getrennt betrachte. Psyche sind meines Erachtens Gedanken oder Gedankengänge, die sich in meinem Kopf abspielen, beeinflussbar durch andere Faktoren wie Umwelt, Schmerzen oder meine Stimmung. Als Stimmung bezeichne ich mein inneres Seelenleben. Wie bin ich eins mit mir? Wie bin ich zufrieden mit mir selbst? Wie bin ich mit mir selbst und meiner Umwelt im Einklang?

Diese innere Zufriedenheit oder Unzufriedenheit ist dann

ausschlaggebend für meine Denkweise und Ansichten, also für meine psychische Stimmung und Verfassung.

Daher halte ich es auch für notwendig, bei jedem Behandlungsansatz die Ganzheitlichkeit des Menschen zu betrachten. Ein gesunder Geist in einem gesunden Körper bringt gesunde, positive Gedanken mit sich.

In der Schulmedizin werden psychosomatische Schmerzen zwar ganzheitlich betrachtet, doch finden die Ansätze der Behandlung doch getrennt voneinander statt, in der Hoffnung, dass das Unterbewusstsein die einzelnen Ansätze wieder als ein Ganzes vereint und somit der Heilungsprozess in Gang gesetzt wird.

So finden gegen die körperlichen Schmerzen physikalische Anwendungen wie Krankengymnastik oder Massagen statt. Für die Psyche werden Einzel- und Gruppengespräche mit Psychologen und Therapeuten geführt, um neue Denkmuster herbeizuführen, und für die Seele werden Entspannungs- und Meditationstechniken ausprobiert, um innere Ruhe und Frieden zu finden oder um das innere Gleichgewicht wieder in Balance zu bringen.

Alles für sich sind erfolgversprechende Anwendungen, finden aber, wie eben schon erwähnt, getrennt voneinander statt. Es ist also jedes Mal wieder ein Einlassen auf etwas Neues, abhängig von der eigenen Motivation. So hat man beispielsweise Lust auf eine Massage, hat aber keine Lust, heute psychologische Gespräche zu führen. Das heißt, dass man etwas macht, nur weil man es muss, da es im Therapieplan vorgegeben ist. Das Unterbewusstsein signalisiert also, ich will das gar nicht. Ich lasse es gezwungenermaßen über mich ergehen. Unser Unterbewusstsein tut sich schwer, Dinge aufzunehmen, gegen die eigentlich ein Unwohlsein unterschwellig vorhanden ist, und wird deshalb mit

Ablehnung darauf reagieren, was den Genesungsprozess weiter hinauszögert.

Es ist also nicht einfach, drei verschiedene Aspekte so zu verbinden, dass sie als ein Ganzes wirken, bzw. das Unterbewusstsein dorthin zu bringen, es als ein Ganzes zu betrachten und anzunehmen.

Dies ist auch der Grund, warum psychosomatische Erkrankungen über viele Wochen in Kliniken behandelt werden. Es müssen drei Bereiche erreicht, geheilt und miteinander verbunden werden.

An dieser Stelle kommt nun der TRAGER-Ansatz mit ins Spiel. Eine Methode, die alle drei Ebenen gleichzeitig anspricht. Der Klient hat dabei nichts weiter zu tun, als zu sein.

In der TRAGER-Arbeit werden alle Aspekte berücksichtigt, und der Klient oder Patient erhält mit jeder Sitzung eine ganzheitliche Anwendung. Darauf wird aber nicht explizit eingegangen, sondern es ergibt sich aus der Behandlung heraus. Es werden keine Gespräche geführt oder Meditationsversuche gemacht. Jede Kommunikation erfolgt über den Körper und dieser gibt die empfangenen Gefühle weiter. Ähnlich also, wie wenn man sich in den Finger schneidet. Der Körper reagiert auf den Schmerz, leitet diesen zum Gehirn und der Verstand schreit „aua". Danach ist die Seele traurig, weil man sich geschnitten hat. Der Körper ist also unser Leiter, unser Überbringer von Informationen an die Psyche und die Seele. Erfahrungen und abgespeicherte Denkweisen im Unterbewusstsein lassen uns dann dementsprechend reagieren.

Lassen Sie es mich noch an einem anderen Beispiel erklären. Auch hier ist der Körper nur der Überbringer der Botschaft, des Gefühls. Ein zärtlicher Kuss auf die Lippen ist der körperliche Impuls. Diese Empfindung wird zum Gehirn geleitet und Gedankenmuster möglicher Szenarien werden durchgespielt, bis der Verstand eine Antwort auf die körperliche Empfindung parat hat. Dies dauert nur einen Bruchteil von Sekunden. Mögliche Antworten könnten z. B. sein, ich liebe dich, deine zarten Lippen küssen wunderbar oder Ähnliches.

Der dritte, der sich nun meldet und die empfangene Information oder Signale aufnimmt und verarbeitet, ist unsere Seele.

Unser tiefstes Inneres. Jeder kennt doch das Gefühl, von Schmetterlingen im Bauch, das Schweben im 7. Himmel oder ein Erlebnis, als ob man den Boden unter den Füßen verliert. Das ist die Antwort unserer Seele auf den empfangenen Kuss auf die Lippen.

Ich hoffe, ich habe Ihnen die Zusammenhänge etwas verdeutlichen und aufzeigen können, dass unser Körper unser Schlüssel zu all unseren anderen Bereichen ist. Ein hochsensibler Empfänger, der unser Unterbewusstsein mehr beeinflusst, als wir es für möglich halten.

Dieses einfache Prinzip der achtsamen, sanften Kommunikation durch den Körper macht sich TRAGER zunutze. Darauf baut alles auf. Auf Berührung, Gefühl und innere Kommunikation des Unterbewusstseins mit sich selbst, um das zu verarbeiten oder zuzuordnen, was es von außen, durch den Körper, empfangen durfte. Je nach Ermessen wird also eine weitere Reaktion folgen. Sowohl gedanklich, aber auch emotional in der Seele. Dies kann sowohl Wohlbefinden als auch Ablehnung oder Skepsis sein. Ein individuelles Empfinden eben. Der erste Schritt ist daher immer das Einlassen auf das Neue und Unbekannte.

Der Körper reagiert auf die Berührungen und

Anwendungen des TRAGER-Praktikers oder des TRAGER-Therapeuten. Dadurch wird die Psyche angesprochen. Ist diese erreicht, wandert dieses Gefühl weiter und erreicht unser Zentrum, unsere Seele. Und somit schließt sich der Kreis.

Ich werde darauf aber an einer anderen Stelle nochmals genauer eingehen.

Ich möchte nun noch den Unterschied zwischen TRAGER Praktiker und TRAGER-Therapeut sowie Klient und Patient aufzeigen.

Beide Bezeichnungen werden Sie vorfinden. Der Unterschied ist lediglich die Berufsbezeichnung. Die Arbeit und Behandlungsmethode ist dieselbe, ebenso die Ausbildung zum TRAGER-Praktiker/Therapeuten. Die TRAGER-Ausbildung und -Ausführung unterliegt nicht dem Gesetz der Heilberufe wie z.B. des Physiotherapeuten oder des Heilpraktikers. Daher ist die Berufsbezeichnung nach der Ausbildung „TRAGER-Praktiker“ und es wird von „Klienten“ gesprochen. Verfügt die Person jedoch über eine weitere Ausbildung, die den Heilberufen zugeordnet ist, darf er die Berufsbezeichnung TRAGER-Therapeut tragen und von Patienten sprechen. Es handelt sich also nur um eine bürokratische Sache, welche sich aber nicht auf die Qualität oder die Fähigkeit des TRAGER-Praktikers/TRAGER-Therapeuten auswirkt.

Nun aber möchte ich Ihnen die TRAGER-Arbeit vorstellen und Ihnen einen tieferen Eindruck in diese wunderbare Methode vermitteln.

Was ist TRAGERn?

Ich möchte an dieser Stelle noch anmerken, dass ich Ihnen hier eine Methode der Körperwahrnehmung und Bewegungsschulung vorstelle, die kein Wundermittel und keinen Zauber für die Heilung verspricht oder besser oder schlechter ist als andere therapeutische Ansätze. Es ist also nicht die Methode, die alles andere in den Schatten stellt und den Heilerfolg oder die Schmerzfreiheit garantiert. Natürlich kann das so sein. Aber das ist immer eine individuelle Sache. Es ist ein Einlassen und Ausprobieren, wie ich es schon erwähnt habe. Und genau dazu möchte ich Sie inspirieren, Sie neugierig machen, Sie über TRAGER informieren und aufzeigen, was es ist und was damit möglich ist. Und vielleicht entdecken Sie diese Art der Behandlung ja für sich. Sei es unter einem therapeutischen Aspekt oder aus dem Wunsch heraus, zu entspannen und sich eine Auszeit aus dem Alltag zu gönnen. Einzutauchen und abzutauchen in die TRAGER-Welt, den Fluss der Leichtigkeit fühlen, sich einfach gleiten und führen lassen von der Quelle des Wohlbefindens für Körper, Geist und Seele.

TRAGER-Arbeit lässt sich nicht leicht erklären, obwohl sie doch prinzipiell einfach und leicht erklärbar ist. Dies liegt vermutlich daran, dass es Ihnen wohl wie mir ergangen ist, der ich vorher noch nie etwas von TRAGERn oder TRAGER-Arbeit oder den TRAGER-Ansatz der gesundheitlichen, ganzheitlichen Betrachtungsweise gehört habe. Ich konnte mit diesem Begriff erst mal nichts anfangen und genau das war es, was mich neugierig machte, mich weiter damit auseinanderzusetzen.

Ich wollte wissen, was beim TRAGERn passiert, wofür es helfen kann und was es bewirkt bzw. wo es Anwendung findet. So machte ich mich also an die Recherche.

Und es ist verwunderlich, dass für diese tolle Methode, der weltweit zahlreiche TRAGER-Verbände angehören, kaum brauchbare Informationen zu finden waren. Was ich herausfand, war, dass TRAGER eine einheitliche weltweite Ausbildung ist und es Verbände in Deutschland, Österreich, der Schweiz, Spanien, Amerika und noch vielen weiteren Ländern gibt. In manchen Ländern wird die Behandlung aufgrund ihres Erfolgs sogar von der Krankenkasse übernommen. In Deutschland derzeit leider noch nicht.

Ich fand auch Informationen über die Entstehung und den Gründer oder Entdecker dieser Methode heraus, aber dennoch fehlte mir die Information, was TRAGERn wirklich macht und wie ich es jemandem erklären oder beschreiben kann, wenn ich danach gefragt werde.

Daher habe ich es mit eigenen Worten zusammengefasst, die ich Ihnen nun nahelegen werde. Ich habe den Text geschrieben, als ich in der Ausbildung zum TRAGER-Praktiker war. Ich war damals im dritten Jahr der Ausbildung und befand mich im Level 3. Dies ist der letzte Abschnitt, bevor man die Ausbildung abschließt und seine Zulassung zum TRAGER-Praktiker beim jeweils dazugehörigen Verband beantragen kann. Thema eben dieses Level 3 waren nicht nur Techniken, um mit dem Klienten auf der Liege zu arbeiten, sondern auch genau diese Dinge: Wie stelle ich TRAGER vor? Wie vermittle ich, was ich überhaupt tue und was ich mit dem Klienten, der sich auf mich einlässt, vorhabe? Eine herausfordernde Aufgabe, wie ich feststellen musste. TRAGER in Worte zu fassen und verständlich zu übermitteln, ohne hier einen stundenlangen Vortrag zu halten, war nicht einfach.

Und doch musste ich mich damit auseinandersetzen.

Denn es war einfach die Aufgabe, das Ganze zu umschreiben oder zu beschreiben, und das aus einem einfachen Dialog heraus.

So hatte ich also das Szenario vor Augen, dass ich einen Freund treffe.

„Hallo Wolfgang, wie gehts dir? Was machst du so?"

„Hallo, mir gehts gut. Ich mache gerade eine Ausbildung zum TRAGER-Praktiker."

„TRAGER Praktiker? Was ist das denn? Noch nie davon gehört. Was machst du da?"

Mit dieser Vorstellung vor Augen und meiner Antwortlosigkeit darauf beschloss ich, TRAGER in meine eigenen Worte zu fassen und wiederzugeben. Dies sind nun meine Worte vom Juli 2023.

Was ist TRAGERn? (von Wolfgang Trawniczek, Juli 2023)

TRAGERn ist Körperwahrnehmung und Bewegungsschulung.

Auch zu bezeichnen als psycho-physische-Integration. Es geht um das Zusammenspiel von Körper und Geist. Um das kindliche, spielerische Entdecken des eigenen Körpergewichts, der Beweglichkeit und Entspannung. Es dient dazu, erworbene Verhaltensmuster umzugewöhnen. TRAGERn repariert nichts, sondern hilft, neue Verhaltensmuster zu finden, diese zu formen, um so eine neue Art von Wohlbefinden zu erlangen. Dabei geht es immer um Freiheit und Leichtigkeit im Körper und im Geist. Es ist daher als ganzheitlicher Ansatz zu betrachten.

„Falsche" Verhaltensmuster können zu Blockaden, Verhärtungen, Verspannungen, Verkrampfungen und Schonhaltungen führen. Ebenso unnatürliche, berufsbedingte

Haltungen, die sich negativ auf den Körper auswirken, Unfälle und psychische Erkrankungen, psychosomatische Erkrankungen oder Erkrankungen des Nervensystems.

Der TRAGER-Ansatz findet Anwendung bei allen körperlichen Beeinträchtigungen bis hin zu Lähmungen. Er wird darüber hinaus eingesetzt bei z.B. Migräne, Depression, ADHS, Traumata und der Krebstherapie. Auch im Strafvollzug kann TRAGER eingesetzt werden, um eine Selbstwahrnehmung und Selbstfindung sowie ein Auflösen alter Denk- und Verhaltensmuster der inhaftierten Klienten herbeizuführen und Blockaden im Unterbewusstsein zu lösen.

Vermehrt wird die TRAGER-Arbeit auch in der Trauerbewältigung eingesetzt, da die Trauer tiefe, emotionale Ebenen berührt, und in der Ausbildung von Hebammen, da durch die Anwendung von TRAGER-Techniken im Kreißsaal eine erhebliche Erleichterung bei der Geburt zu beobachten war.

TRAGER arbeitet mit sanften Berührungen und Ausstreichungen und ist eine sehr körpernahe Behandlungsmethode zwischen Praktiker und Klient. Während der Sitzung werden zu den Ausstreichungen sanfte Wellen durch den Körper geschickt. Alles kommuniziert über Wellen. Der Schall, das Licht, die Magnetfelder. Ohne Wellen ist keine Kommunikation möglich. Dieses Prinzip macht sich TRAGER zunutze und kommuniziert über Wellen mit Körper und Geist.

Erfährt der Körper wohltuende Berührungen, entspannt er und wird locker und leicht, freier und beweglicher. Ein entspannter Körper lässt den Geist entspannen und der Kopf findet Ruhe. Ein Kopf / ein Geist, der zur Ruhe kommt, lässt den Körper entspannen. Somit kommt man in ein Gefühl der absoluten Entspanntheit, Leichtigkeit und Freiheit.

Aus diesem Gefühl heraus lassen sich neue Verhaltensmuster finden und festigen und tragen so zu einem neuen körperlichen und geistigen Wohlbefinden bei.

TRAGER wird in zwei Phasen unterteilt, in MENTASTICS und Tischarbeit. Bei den MENTASTICS, auch mentale Gymnastik genannt, setzt sich der Klient mit seinem eigenen Körper auseinander, lernt ihn wieder zu spüren und findet wohltuende, angenehme Bewegungen, welche teils durch den Praktiker unterstützt oder angeleitet werden.

Bei der Tischarbeit liegt der Klient auf Bauch, Rücken oder in Seitenlage und der Praktiker ist der aktive Part. Durch Berührungen, Fühlen, Ausstreichungen und Wellen werden Muskulatur und Faszien gelockert und Gelenke erlangen mehr Freiheit und Beweglichkeit.

Letztendlich führt diese sanfte Art von Berührungen zu tiefem innerem Frieden und einer Entspannung und vermittelt somit ein ganzheitliches Wohlbefinden.

Die Dauer einer Sitzung beträgt zwischen 60 und 90 Minuten.

Warum Körperwahrnehmung?

Nur wer sich selber spürt, weiß, wie sich etwas anfühlt, und kann beurteilen, was einem guttut und was schlecht für einen ist.

Um zu fühlen, wie sich etwas anfühlt, muss man auch erfahren, wie es ist. Man muss sich selbst kennen und fühlen, um dann beurteilen zu können.

Wer also noch nie aufgerichtet stand, wird dieses Gefühl auch nicht kennen und seine bucklige Haltung als normal betrachten. Die Aufforderung „stell dich gerade hin“ wird nichts bringen, da man das Gefühl der geraden Aufrichtung nicht kennt und die eigene Körperhaltung in seinen Augen als gerade und normal betrachtet.

Es geht also darum, den eigenen Körper wahrzunehmen. In all seinen Möglichkeiten und Bewegungen. Wahrnehmen heißt, sich selbst kennenzulernen, zu fühlen und zu spüren.

Erst wenn ich **mich** kenne, kann ich an **mir** arbeiten. Wenn ich **meinen** Körper spüre, kann **ich** Dinge verändern. Wenn **ich** fühle, kann **ich** beurteilen, ob etwas gut für **mich** ist oder nicht. Jeder empfindet individuell, was so viel bedeutet wie „was für den einen gut ist, muss nicht auch gleich für mich gut sein und umgekehrt".

Diese Selbsterforschung geschieht erst einmal im Kopf. Ich muss mich mit mir selbst auseinandersetzen. Wie stehe ich? Wie sitze ich? Wie belaste und entlaste ich? Welche Bewegung ist möglich? Wo habe ich Einschränkungen und warum? Wo liegen meine Stärken und Grenzen? Wie könnte es sich für mich noch freier und leichter anfühlen? Der Körper in seiner ganzheitlichen Konstitution reagiert auf psychische Gedanken, Einflüsse und auf das eigene Seelenbefinden. Oft spiegelt sich daher das Innere nach außen wider. Wahrnehmung ist also der erste Schritt zu einem neuen Körperempfinden und Körpererleben, was sich positiv auf unsere ganze Komplexität in Körper, Geist und Seele auswirkt und so nachweislich zu einem gesünderen und schmerzfreieren Leben beiträgt.

Ich hoffe, allen Interessierten nun TRAGER etwas leichter und verständlicher vermittelt zu haben. Oft ist das Einfachste nämlich am schwersten zu erklären.

Im nächsten Kapitel möchte ich Ihnen nun gerne etwas über mich erzählen, wie ich zu der TRAGER-Arbeit gekommen bin und welche Erfahrungen ich mit TRAGERn gemacht habe.

Mein Weg zum TRAGERn

Ich bin weder Schriftsteller noch Autor. Daher bitte ich auch um Nachsicht, dass dieses Buch laienhaft geschrieben ist und daher inhaltlich und vom Aufbau her keiner professionellen Lektüre entspricht. Ich möchte mit diesem Buch auch nur informieren, Anreize schaffen sowie Wissen und Erfahrungen weitergeben. Die Zielgruppe sollen Menschen sein, die noch nie etwas von der TRAGER-Arbeit gehört haben, und TRAGER-Studenten, die auf ihrem Weg in der Ausbildung sind. Vielleicht schaffe ich dadurch Anreize, sich auf TRAGERn einzulassen, wecke neue Blickwinkel, motiviere und trage dazu bei, TRAGER bekannter zu machen. Ich hoffe, damit jedem die Möglichkeit zu geben, sich mit dieser tollen, einfachen Methode auseinanderzusetzen und sie in welcher Weise auch immer für sich zu nutzen.

Auch bin ich kein Mediziner, Physiotherapeut oder Ähnliches, der mit der Materie Bewegung, Schmerztherapie, Gesundheit, Anatomie, Physiologie und Pathologie des Menschen schon länger Kontakt gehabt hat und einfach eine neue Behandlungsmethode gesucht hat, um sie in sein vorhandenes Angebot zu integrieren und um sein Behandlungsspektrum zu erweitern.

Ich bin Jahrgang 1976, absolvierte eine kaufmännische Ausbildung und bildete mich zum technischen Betriebswirt weiter. Die meiste Zeit arbeitete ich in der Logistikbranche in verschiedenen Bereichen.

Es war aber nie das Thema, das mich wirklich interessierte. Viel mehr lag mein Interesse im medizinischen oder therapeutischen Bereich.

Das hatte wohl auch damit zu tun, dass ich aufgrund verschiedener Erkrankungen immer wieder Wege suchte, meinen Gesundheitszustand zu verbessern und Schmerzlinderung zu erfahren.

Deshalb absolvierte ich nebenberuflich ein Heilpraktiker-Studium, machte die Ausbildung zum Rettungssanitäter und arbeitete als Dozent für Erste-Hilfe-Kurse. Bei dieser Organisation bildete ich mich weiter zum Betreuungsassistenten und zum Pflegehelfer. Es war eine interessante Zeit, in der ich viel Wissen und Erfahrungen sammeln konnte, die ich jedoch nur für den privaten Bereich nutzte. Als ich dieses Buch schrieb, war ich immer noch in der Logistikbranche tätig, absolvierte aber nebenher schon meine Ausbildung zum TRAGER-Praktiker und hatte schon Pläne für eine kleine Praxis im Kopf. Ich bin also weder Ausbilder noch Meister, Tutor oder Instruktor, sondern einfach nur ein Schüler, der sein Wissen und seine Erfahrungen weitergeben und teilen möchte. Ich befinde mich am Ende der Ausbildung von Level 3, benötige noch einige Übungssitzungen mit Klienten, um dann meine Zulassung nach bestandener Überprüfung beim TRAGER-Verband Deutschland e.V. zu beantragen. Dies ist auch ein Grund, warum ich dieses Buch schreibe. Gerne blicke ich auf die Zeit der Ausbildung zurück und stelle fest, dass diese wie im Flug verging. Es waren tolle Seminare und Übungswochen und ich durfte viele tolle Menschen und ihre Geschichten kennenlernen. Ich bin dankbar für jeden Einzelnen, den ich getroffen habe und der mich auf meinem Weg begleitet und unterstützt hat. Vielen Dank an all die tollen Menschen. TRAGER hat uns wirklich alle sehr verbunden und aus Bekannten wurden Freunde und hoffentlich auch viele Kollegen, die TRAGER weiter bekanntmachen und mit Freude betreiben.

Nun aber zu meiner persönlichen Geschichte mit TRAGER. Wie schon erwähnt, war mein Gesundheitszustand nicht gerade der beste.

Seit 20 Jahren leide ich unter chronischer, sehr schwer behandelbarer Migräne, die sich nur mit Triptanen, Antikörper und Botox unter Kontrolle bringen ließ, um einigermaßen eine Teilhabe am Privat- und Arbeitsleben sicherzustellen. Sehr schnell kam eine akustische, visuelle oder stressbedingte Reizüberflutung und mein Kopf drohte zu platzen. Ich zog mich immer mehr zurück, nahm am öffentlichen Leben kaum noch teil, um jeden Ansatz einer Migräneattacke zu vermeiden. Dieser Rückzug führte zu Depressionen und Resignation und Antriebslosigkeit. Hinzu kam eine Autoimmunerkrankung des rheumatischen Formenkreises, Morbus Bechterew. Dies waren nicht nur schmerzhafte Schübe, verbunden mit einer Verknöcherung der Wirbelsäule, was zu einer zunehmenden Steifigkeit führte, sondern auch noch Bandscheibenvorfälle in HWS, BWS und LWS mit sich brachten. Ich hatte wenig schmerzfreie Tage, und so war ich ständig auf der Suche nach mehr Lebensqualität. Schmerzmittel waren keine langfristige Lösung mehr, da meine Blutwerte immer schlechter wurden. So recherchierte ich und probierte alles aus, was mir nur einen Hoffnungsschimmer gab.

Homöopathie, Osteopathie, Physiotherapie, Bewegungsschulung, Chiropraktik, zahlreiche Reha-Aufenthalte und vieles mehr. Es waren Maßnahmen, die meinen Zustand zwar verbesserten und mir Intervalle der Erleichterung brachten, doch den richtigen, erhofften Durchbruch erzielte ich nicht. Natürlich kann ich nur von **mir** hier sprechen.

Keinesfalls soll der Eindruck entstehen, dass ich all diese Methoden abwerte. Ich bin dankbar für jeden Therapeuten, der mir immer wieder Intervalle der Erleichterung brachte.

Nur auf **mich** bezogen, sprangen mein Körper, mein Verstand, oder beides, nicht so auf die Therapie an wie erhofft. Bei einem anderen Patienten wiederum hätte sich mit Sicherheit ein Erfolg einstellen können. Das ist eben die Individualität des Einzelnen.

Jeder spricht auf eine andere Methode oder Behandlung an, ähnlich wie Medikamente bei jedem verschieden ansprechen. Was bei einem die besten Erfolge bringt, verpufft wirkungslos bei einem anderen. Es gilt also, den richtigen Schlüssel für das richtige Schloss zu finden, um so einen Behandlungserfolg zu haben. Diese Suche dauert bei einigen länger und bei anderen kürzer. Ich gehörte zu denjenigen, die länger suchten.

Eines Tages stieß ich auf ein Buch von Dr. med. Cordula Bruch (Hrsg.) mit dem Titel „DuMonts große Enzyklopädie Naturheilkunde“, erschienen 2002. Unter dem Kapitel „Balance und Bewegung“ fand ich, neben anderen Techniken, das kurze, einfache Wort „TRAGER“.

Nichtwissend, was das überhaupt sein sollte, weckte es meine Neugierde und ich begann, den Abschnitt zu lesen, den ich Ihnen nicht vorenthalten möchte und hier wiedergebe. Er beschreibt nicht nur die Technik, das Prinzip und die Entstehungsgeschichte, sondern gibt auch Auskunft über seinen Entdecker und Erforscher, Dr. Milton Trager. Der Artikel wurde von Martin Heigl geschrieben, der später mein Trainer, Ausbilder und Mentor werden sollte.

Viel Spaß beim Lesen des Original-Textes und ich hoffe, Ihre Neugierde auf mehr wird dadurch so geweckt, wie es bei mir war.

„Erfahre deine ursprüngliche Leichtigkeit in deinen eigenen

Bewegungen!“ Das ist der Schlüsselsatz von TRAGER, einer ganzheitlich orientierten Bewegungstherapie, die von dem amerikanischen Arzt Dr. Milton Trager Anfang des 20. Jahrhunderts entwickelt wurde. In der Selbst-Wahrnehmung von unnatürlichen Bewegungen und Haltungen und in leichten Berührungen zur Erlernung eines neuen Körpergefühls liegen die wesentlichen Aspekte von TRAGER, das seit über zehn Jahren auch in Deutschland unterrichtet und praktiziert wird.

Der 1908 in Chicago geborene Milton Trager bemerkte seine besondere Gabe, als sein Boxtrainer einmal einen steifen Nacken hatte und den jungen Mann um eine Massage bat. Nach kurzem Berühren fragte er Milton erstaunt: „Was hast du gemacht? Mein Nacken ist so frei wie nie zuvor!“ Worauf die Antwort kam: „Ich habe nur gefühlt, wie dein Nacken ist!“ Dieses Schlüsselerlebnis veranlasste ihn, mehr Menschen mit körperlichen Problemen zu „fühlen“.

Seine eigene Lebendigkeit und Beweglichkeit spürte Milton Trager besonders bei Tanz, Sport und Akrobatik. Hier entdeckte er die sogenannten „MENTASTICS“ (mentale Gymnastik) – seine Art, sich leichter und freier zu bewegen. Nachdem er noch mit über 40 Jahren Medizin studierte und seine Methode weiterentwickelt hatte, wurde sie in den 1970er-Jahren im kalifornischen Esalen-Institut bekannt gemacht. Erfahrene Körpertherapeuten erkannten den Wert seiner Arbeit, entwickelten einen Lehrplan und gründeten 1980 das TRAGER-Institut. Dr. TRAGER bildete etwa 15 Trainer aus und unterrichtete bis zu seinem Tod 1997 in Kalifornien. Heute wird die Methode von 2000 bis 3000 Praktikern weltweit ausgeübt.

„... wir müssen etwas Besseres gefühlt haben, um uns verändern zu können!“

Verletzungen, Schonhaltungen, unnötige Anstrengung oder Trägheit führen zu einschränkenden Spannungsmustern, die unseren natürlichen Bewegungsfluss behindern.

Dabei wartet jeder Körper nur darauf, diesen mühelosen Zustand in der Bewegung wiederzuentdecken. Die im Unterbewusstsein gespeicherten Spannungsmuster erlauben erst eine Veränderung, wenn der Körper etwas Besseres gefühlt hat.

Da der TRAGER-Praktiker in seiner Ausbildung verinnerlicht hat, wie er über Berührung den freieren Zustand im Bewusstsein des Klienten hervorrufen kann, lernt der Körper, einschränkende Muster loszulassen und durch mühelose und freie Bewegungen zu ersetzen. Das Ergebnis ist ein gutes Körpergefühl – und mehr noch: Die TRAGER-Methode schult Körper und Geist, sich wieder an das zu erinnern, was wir als Kinder in uns trugen: Leichtigkeit.

Diese Leichtigkeit lässt sich durch ein vertieftes Fühlen des körpereigenen Gewichtes mit seiner Aufrichtung und seiner lockeren Bewegung in der Schwerkraft zurückrufen. Im Mittelpunkt der TRAGER-Prinzipien stehen deshalb Fragen wie: „Was könnte leichter sein, freier und leichter noch als das?“ Diese einfachen Prinzipien vermittelt der Praktiker dem Patienten auf zwei Arten. Zum einen gibt es im TRAGER den aktiven Prozess, die sogenannten „MENTASTICS“. Diese einfachen, gefühlten Bewegungen helfen uns, in einen Zustand von Einheit und Präsenz zurückzufinden. Diesen Zustand nannte Dr. TRAGER „Hook up“ und bedeutet „in Verbundenheit sein“. Er sagte: „Du fühlst deinen Körper im Hook up und daraus entsteht Fluss und Bewegung. Der Geist ist hierbei der Dirigent und der Körper das Instrument.“

Zum anderen gibt es Tischarbeit – der Teil der TRAGER-Sitzung, bei der durch Berührungen und Bewegungen dem Patienten neue Gefühlsqualitäten vermittelt werden.

Dabei erschließt sich der liegenden Person auf angenehme, passive Weise ihr eigener Bewegungsspielraum, ohne dass Widerstand spürbar wird.

Da der Praktiker mit den Körpergewichten (z.B. Kopf, Beine, Rumpf, Arme etc.) in Kontakt bleibt, kann der Patient mehr und mehr loslassen. Der behandelnde Arzt nimmt kleinste Veränderungen wahr und bezieht sie in die Sitzungen mit ein. Bewegungen sind dabei beständig und rhythmisch, sodass sich die entstehenden Wellenbewegungen im Körper fortsetzen können und ein Gefühl von Ganzheit und Integriertheit vermittelt wird. Das wird vom Klienten als sehr angenehm beschrieben und kann von purem Genuss, Entspannung, Inspiration bis hin zur Unterstützung von Heilungsprozessen reichen (z. B. Haltungsschäden, Wirbelsäulensyndrome, vegetative Störungen, Migräne, Atembeschwerden, MS, M. Parkinson, Sport -und Unfallverletzungen etc.), wenn der Praktiker therapeutisch legitimiert ist, mit Symptomen zu arbeiten.

Diesen Prozess, bei dem freie Bewegungen im Unterbewussten verankert werden, nannte Dr. Milton Trager psychophysische Integration. Auf diese Weise lernt der Klient, die TRAGER-Prinzipien zu verinnerlichen und im fordernden Alltag, beim Sport oder zur Erholung einzusetzen.

Quelle: Dr. med. Cordula Bruch (Hrsg.) / DuMonts große Enzyklopädie Naturheilkunde / Heilmethoden, Wirkungsweisen und Anwendungsgebiete 2002
Autor TRAGER: Martin Heigl

Auf mich wirkte der Bericht sehr ansprechend, machte mich neugierig auf mehr und ich beschloss, diese Therapieform auszuprobieren. Somit begab ich mich auf die Suche nach einem Praktiker in der Nähe und wurde auf der Seite des TRAGER-Verbands Deutschland e.V. auch schnell fündig. Ein Termin war schnell vereinbart und ich war gespannt, was mich erwarten würde.

Bevor ich meinen ersten Kontakt mit TRAGER beschreibe, möchte ich noch auf einen anderen Artikel verweisen, auf den ich zu einem späteren Zeitpunkt gestoßen bin. Auch hier der Original-Text aus dem Buch.

TRAGER – Körper und Geist im Einklang
Bei dieser Methode werden gezielt sensorische Reize ausgelöst und Gefühle von Weichheit und Weite vermittelt. Der Behandelte soll spüren, wie sich Gewebe anfühlt, wenn alles in Ordnung ist. Die Hände des Masseurs nehmen Botschaften der Muskeln auf und übermitteln umgekehrt Gefühle von Leichtigkeit und Freiheit.

Das unbewusste Wissen und die innere Heilkraft des Patienten werden angesprochen. Dr. Milton Trager gilt als Poet neuer Körpertherapieformen. Aufgrund seiner Erfahrungen als Tänzer, Sportler und Akrobat, entwickelte der 1908 in Chicago geborene Arzt seine Körper- und Bewegungsschulung.

Zunächst werden Nacken, Schultern, Arme, Beine, Rücken, Becken gewiegt, gedehnt, gerollt, geschwungen, sodass ein Rhythmus entsteht, der Gewebe und Geist entspannt und die Erinnerung an frühere mühelose Beweglichkeit wachruft.

Dieser Zustand ist Voraussetzung für die nachfolgenden

MENTASTICS, ein Aktivieren von angenehmen Vorstellungen, die jederzeit, auch im Büro oder an der Bushaltestelle, wieder hervorgerufen werden können, als Erinnerung an den Zustand der Leichtigkeit. Man kann sich beispielsweise vorstellen, ein Schmetterling zu sein, leicht zu sein und mühelos von einer wippenden Blütendolde zur anderen zu wechseln. Die bildhaften Vorstellungen sind von der Frage geleitet: „Was wäre noch freier, noch weiter, noch leichter?"

Beispielsweise können sich Patienten mit Schmerzen im Bauchraum, denen jeder Druck unangenehm ist, zunehmend entspannen, während an Armen und Beinen mit der Behandlung begonnen wird. Die Atmung wird tiefer, die Bauchmuskulatur lockert und entspannt sich, sodass am Ende, wenn das Becken der Behandlung unterzogen wird, keine Berührungsempfindlichkeit mehr besteht.

Wichtig: Eine TRAGER-Behandlung dauert etwa eine Stunde oder etwas länger. Die Behandlung setzt sich zusammen aus der psychophysischen Integration, der eigentlichen Grundbehandlung und den MENTASTICS, wobei der Klient durch bildhafte Vorstellungssätze die Behandlung mit einem persönlichen, kraftvollen Bild vor seinem geistigen Auge unterstützt.

Quelle: Dr.med. György Irmey, „110 wirksame Behandlungsmöglichkeiten bei Krebs: Schulmedizin und sinnvolle Alternativen nutzen", (Entscheidungshilfen für den eigenen Weg), TRIAS-Verlag, 2011.

Meines Erachtens ist dies ein ebenfalls sehr interessanter Bericht. Schade, dass ich ihn erst später entdeckte. Auch er vermittelt sehr gute Einblicke, wie ich finde. Jetzt möchte ich Ihnen aber mein erstes Aufeinandertreffen mit TRAGER nicht weiter vorenthalten und schildere Ihnen meine Erlebnisse.

Angekommen an der Praxis, öffnete mir eine zierliche Person, Ende 50, mit einem freundlichen Lächeln die Tür. Sie wirkte absolut tiefenentspannt, ausgeglichen und in völligem Einklang mit sich selbst. Schon als ich den Raum betrat, wirkte es auf mich, als ob ich alle Hektik, Stress und Anspannung vor der Türe hätte stehen lassen, und begab mich in einen absoluten Ruhepol, in einen geschützten Bereich aus Leichtigkeit und Freiheit. Komplett raus aus dem Alltag, der mich sonst umgab. Der Raum war nett und einladend und in der Mitte befand sich eine Behandlungsliege, auf die ich, wie ich es von anderen Behandlungskonzepten kannte, sofort zusteuerte, bevor ich auf weitere Anweisungen wartete. „Nein, nein", meinte die Praktikerin. „Nicht so schnell, wir haben doch Zeit. Wir setzen uns erst mal und nehmen uns beide die Zeit, anzukommen."

Es war ein angenehmer Austausch und ein interessantes Gespräch. Sie interessierte sich für mich und nahm sich dazu alle Zeit, die sie glaubte, zu benötigen. So was hatte ich zuvor noch nicht so gekannt. War doch immer alles ziemlich getaktet und zeitlich kalkuliert. Hier aber nicht.

Ich fühlte mich wohl und hatte dadurch auch die Zeit, in mich zu gehen und mich ihr gegenüber zu öffnen. Sie fragte mich nach meinem Befinden, nach meinen Problemen, was mir guttut, wie ich selbst auf mich achte und mit meinen Erkrankungen umgehe. Auch stellte sie mir die Frage, was ich mir von diesem Besuch heute erhoffte, oder erwartete oder was sie für mich tun könnte. Wie sollte es sein nach der Behandlung? Diese Fragen trugen tatsächlich dazu bei, dass ich mich mit mir selbst befasste. Wie fühlte sich mein Körper überhaupt an?

Was würde mir mein Körper mitteilen wollen, wenn er jetzt ganz normal sprechen könnte? Ich fühlte also in mich hinein und versuchte, auf diese Weise mit meinem Körper zu kommunizieren. Endlich mal zu hören, was er mir zu sagen hatte. Bis noch vor wenigen Minuten war die einzige Sprache meines Körpers der Schmerz. Ein Signal, mir mitzuteilen: Mir geht es nicht gut. Uns als Gesamtes geht es nicht gut. Bitte ändere was, wäre wohl die nächste Aussage meines Körpers gewesen, hätte ich ihn nur mal ernst genommen und zugehört.

Stattdessen bekämpfte ich die Schmerzsymptome mit Tabletten und Spritzen, anstatt an der Ursache anzusetzen, über die ich mir noch nie Gedanken gemacht hatte. Auch die ganzen anderen Anwendungen, die durchaus sehr wohltuend und schmerzlindernd waren, bezogen sich mehr auf die Symptome an dem Ort, wo sie gerade am Körper auftraten. Schmerzte beispielsweise der LWS-Bereich, wurde dieser bearbeitet und eventuell noch auf die ausstrahlenden Regionen eingegangen, wie Leiste oder Beine. Mit Erfolg, da zumindest Erleichterung für eine gewisse Zeit erreicht wurde, und ich danke nochmals jedem Therapeuten, der sich meiner angenommen hat. Nur blieb dieser Zustand nicht von Dauer. Die Symptome wurden nur kurzzeitig mit Erfolg behandelt, aber die Ursache war noch vorhanden und somit kamen die Symptome auch wieder zurück.

Nun also machte ich mir zum ersten Mal bewusst Gedanken über die Ursache, indem ich meinen Körper fragte, wie fühlst du dich und was fühlst du? Wie würdest du es beschreiben, wenn du das Gefühl ausdrücken oder in Bildern darstellen könntest? Ich fühlte hinein und bekam zum ersten Mal eine bewusste Rückmeldung. Es war nicht nur

Schmerz, der mir mitgeteilt wurde. Es war ein Gefühl der Steifigkeit, der Bewegungseinschränkung, blockiert, verspannt, verhärtet. Ich nahm eine Schonhaltung ein, um Defizite auszugleichen, was aber an anderen Stellen wieder zu Problemen führte.

Dies war ein Prozess, der über Jahre ging und sich langsam so entwickelte. Meine Schonhaltung für LWS und Hüfte führte zu einem Rundrücken und zu einer gekrümmten Haltung. Dies wiederum wirkte sich auf die HWS aus, was zu Verspannungen und Verkrampfungen der Muskulatur führte, die wiederum Migräne auslösten. Der Nacken fühlte sich schwer und kaum drehbar an und ich empfand kaum Spielraum in seiner Beweglichkeit, als ich mich in ihn hineinfühlte.

So hatte ich mich also zum ersten Mal mit meinem Körper richtig auseinandergesetzt, eine Aussprache mit ihm gesucht und das Schmerzgefühl genauer definiert, erörtert und dargestellt und es anderen, verständlicheren Gefühlen zugeordnet.

Dann sollte ich mich mit der nächsten Frage auseinandersetzen. Wie sollte es sein? Wie sollte es sich anfühlen? Was mache ich, oder könnte ich machen, um ein freieres, leichteres Gefühl zu erlangen? Welche Bewegungen tun mir gut? Sind sie anstrengend oder sind sie leicht und angenehm? Und wie könnten sie noch leichter sein? Mit noch weniger Anstrengung verbunden?

So entstand eine Reise durch den Körper. Ein spielerisches Arbeiten mit dem eigenen Körpergewicht und der eigenen Beweglichkeit. Ein Erkunden und Entdecken dessen, was möglich war. Alles darauf ausgerichtet, ohne jede Anstrengung zu sein. Leicht und wohltuend und doch effektiv. Ich achtete bei jeder Bewegung auf mich. Welchen Impuls bekomme ich daraus? Welche nächste Bewegung entsteht daraus und in welchem Umfang der Bewegung? Was wollte mein Körper, was war für ihn jetzt gerade angenehm und was konnte ich dazu beitragen, es ihm noch angenehmer zu machen?

Es war nur ein Reagieren auf körpereigene Impulse. Keine bewusste oder gedachte herbeigeführte Handlung.

Was ich machte, machte die Praktikerin wie ein Spiegel nach. Oft erhielt sie andere Impulse von ihrem Körper und ich probierte, in ihre Art der Bewegung einzusteigen und sie zu spiegeln. War es für mich angenehm, machten wir weiter. War es unangenehm für mich, ging ich in meine Bewegung zurück.

Ich kam mir vor wie ein spielendes Kind, das mit einer Freundin rumtollt, verschiedene Körperfiguren macht und nachstellt. Weg von jeglicher Logik. Weg von Geist und Verstand. Niemals hätte ich gedacht, mich mit einer fremden Frau oder vor einer fremden Frau so zu bewegen und auf kindliche Art rumzualbern. Jetzt aber war es so. Der Kopf war ausgeschaltet und ich folgte einzig und allein dem Fühlen, meinem Körpergefühl und den Bewegungen, die guttaten, ohne mich dabei zu belasten oder anzustrengen.

„Nun“, meinte die Praktikerin, „wie wäre es, wenn du dazu noch mit Bildern arbeitest?“ Ok, dachte ich, die Kindereien gehen also noch weiter. Aber durch den Erfolg und auch Spaß, den ich hatte, ließ ich mich auch darauf ein. So ging ich z.B. durch seichtes Wasser, auf Moos, auf Sand, kickte einen Ball oder eine Dose vor mir her oder mein Kopf war eine Boje im Wasser und schwankte hin und her. Meine anfängliche Skepsis war schnell vorbei. Es machte tatsächlich das Ganze noch spielerischer und leichter, und der Kopf wurde noch mehr aus dem Denken herausgenommen. Das Visualisieren wirkte sich tatsächlich auch auf den Körper aus, und ich dachte wirklich für einen kurzen Moment, dass ich an einem Strand durch das Meer schlendere. Es war eine beeindruckende Erfahrung für mich, die ich wahrscheinlich aber als Blödsinn abgestempelt hätte, hätte mir jemand anders davon erzählt. Niemals hätte ich mich auf so etwas eingelassen.

Nun aber hatte ich es getan und ich bereute es in keinster Weise. Mein Körper bewegte sich, wenn auch nur in geringerem Ausmaß, zum ersten Mal wieder schmerzfrei und ich machte Bewegungen, die sonst nur unter Schmerzen möglich gewesen wären. Zudem war mein Kopf völlig frei. Die Anspannung war weg, das Gedankenkarussell auch, und ich hatte absolut nichts im Kopf außer den visuellen Bildern meiner Gedanken, zu denen ich Bewegungen machte.

Dies alles waren MENTASTICS. Ein Teil der TRAGER-Arbeit. MENTASTICS zu beschreiben, ist wohl noch schwerer als TRAGER selbst. Es empfiehlt sich daher, sich einfach darauf einzulassen, ohne etwas zu hinterfragen, es einfach zu machen und zu sehen, was sich daraus entwickelt. MENTASTICS muss man spüren, um es zu verstehen.

Ich kann gar nicht mehr sagen, wie lange wir MENTASTICS gemacht haben. Ich hatte das Gefühl für Zeit und Raum bereits verloren. Nun aber durfte ich auf die Liege. Der aktive Teil von TRAGER war vorbei. Nun sollte der passive Teil erfolgen. Ich hatte nichts weiter zu tun, als zu liegen, während die Praktikerin mit der Behandlungstechnik begann.

Ich war sehr gespannt, was nun passieren würde. Was konnte die kleine, zierliche Person überhaupt an mir ausrichten? Sie war wesentlich kleiner als ich und wog wohl geschätzt nur um die 55 kg. Ich war damals 115 kg schwer und 185 cm groß. So ließ ich sie also anfangen und hoffte, dass sie sich dabei nicht überanstrengen würde. Ich hatte direkt Mitleid mit ihr, weil unser Gewichtsunterschied einfach so enorm war und ich zudem erlebt hatte, wie sehr sich männliche, weitaus kräftigere Therapeuten schwergetan hatten, an mir zu arbeiten. Der Schweiß stand ihnen im Gesicht und sie waren wohl jedes Mal froh, wenn die Sitzung vorbei war. Was also sollte nun diese Person ausrichten?

Ich legte mich also hin und harrte der Dinge, die da kommen sollten. Ich rechnete mit Grifftechniken, die der Massage sehr ähnlich waren, oder mit Techniken, vergleichbar mit der Physiotherapie oder Chiropraktik. Irgendwie erwartete ich einen Mix oder eine Kombination aus diesen verschiedenen Behandlungsmethoden.

Doch nichts dergleichen passierte. Es passierte absolut gar nichts. Sie stand am Ende meines Kopfes und legte einfach nur ihre Hände auf meinen Brustkorb. Dabei setzte sie ihre Hände so sanft auf, dass ich es kaum bemerkte. Ähnlich einem Blatt, das der Wind durch die Luft geblasen hatte und das nun leicht und schwerelos zu Boden glitt und landete. Oder vergleichbar mit dem Versuch, seine Hand auf der Wasseroberfläche abzulegen, ohne dabei unterzutauchen. Ihre Hände lagen auf mir und ich spürte ihren Kontakt zu mir und doch merkte ich keinen Druck auf meinem Brustkorb oder spürte in irgendeiner Weise das Gewicht ihrer Hände. So verweilte sie einfach einige Zeit, bevor sie anfing, mit derselben Leichtigkeit über meinen Brustkorb hinüber zu den Schultern zu wandern, und strich dann über meine Arme hinab bis zu den Fingerspitzen. Nun folgte eine kurze Pause und sie wiederholte das Ganze. Es waren warme, sanfte, einfühlsame Berührungen, die ich fast schon als zärtlich und liebevoll bezeichnen möchte. Jedoch stets mit einer vollkommenen Absichtslosigkeit, Wertschätzung und Respekt verbunden. Ich fühlte mich nie in meiner Komfortzone bedrängt oder empfand ihre Berührungen als übergriffig und zu intim. Ähnlich, als ob mich meine Mutter streichelte oder ich meine Tochter berührte. Mit sehr viel Gefühl, Einfühlsamkeit, Verbundenheit, Zuneigung und Liebe. Aber nie mit Gedanken auf sexueller Ebene oder Belästigung. Ich spürte und genoss dieses Gefühl der sanften, zärtlichen Absichtslosigkeit, ausgedrückt in Berührung.

Auch dieses Erlebnis, dass mich eine fremde Frau auf nackter Haut so berührt, wäre für mich im Vorfeld undenkbar gewesen.

Anzumerken sei noch, dass bei der TRAGER-Sitzung möglichst eng anliegende Kleidung, oder gar keine Kleidung getragen werden sollte, um den Kontakt intensiver zu spüren und die Übertragung von Gefühl sowie die daraus resultierenden Impulse besser vermitteln und übertragen zu können.

Wie ich bemerkte, war es aber nicht nur ein Ausstreichen. Es war zudem ein Erkunden meines Körpers. Ein systematisches Analysieren von dem, was sie gerade unter ihren Händen hatte. Ein Fühlen und Ertasten von Gewebe, Muskulatur und Haut nach Beschaffenheit, Beweglichkeit und Körpergewicht. Sie entdeckte mich wie ein Kind sein neues Spielzeug. Neugierig, achtsam, aufmerksam, wissbegierig und entdeckerisch. Stets darauf bedacht, sorgsam und behutsam mit meinem Körper umzugehen und all seine Möglichkeiten oder Funktionen herauszufinden.

Von Anfang an empfand ich ihr Tun als sehr angenehm.

Auch wenn es sich überhaupt nicht mit meinen Erwartungen deckte. Gut, dachte ich, es ist sehr angenehm, aber was soll es noch bewirken? Für eine Streichelsitzung wollte ich eigentlich nicht bezahlen. Immer noch hatte ich im Kopf, es muss doch jetzt dann mal etwas passieren. Und es passierte was. Aber auch nicht das, was ich mir vorstellte oder erwartete. Sie zog sanft an meinen Armen, rüttelte etwas daran und schickte kleine Wellen durch meinen Körper. Mikroimpulse, die mich aber bis in den Nackenbereich, aufsteigend vom Ansatz bis zum Kopfbeginn, erreichten. All dies machte sie mit einer Leichtigkeit und ohne jegliche Kraftanstrengung und wanderte so von einer Körperregion zur nächsten. Immer demselben Prinzip treu. Fühlen, streichen, erkunden, schütteln, arbeiten mit dem, was ihr mein Körper zur Verfügung stellte. Nie mit Kraft, Druck oder Gewalt. Sie spielte einfach mit meinen Körperteilen und dem Körpergewicht.

Und dann plötzlich merkte ich, was TRAGER-Arbeit war. Mein Körper wurde zunehmend weicher und beweglicher. Ich fühlte mich wie Pudding und hatte das Gefühl, alles schlabbert an mir rum. Es war eine Tiefenentspannung in der Muskulatur eingetreten und der Muskeltonus war gleich null. So leicht, frei, fast schwerelos, hatte ich mich schon lange nicht mehr gefühlt bzw. kannte so ein Körpergefühl bis jetzt überhaupt nicht. Neben der Muskulatur ließ aber auch mein Geist los. Mein Kopf war endlich mal wieder leer. Frei von irgendwelchen Gedanken. Sämtliche Spannung war aus mir heraus, sowohl psychisch wie auch körperlich, und ich empfand tiefen inneren Frieden, sodass mir die Augen zufielen und ich damit zu kämpfen hatte, überhaupt noch wach zu bleiben. So ging die Sitzung über eine

Stunde und ich fühlte mich wie auf Wolken gebettet. Nach der Sitzung kam ich mir wie aus einem 1000-jährigen Dornröschenschlaf erweckt vor oder wie frisch aus dem Ei geschlüpft. Ich blieb noch etwas liegen, um mich wieder etwas zu fangen und das Ganze nachwirken zu lassen. Ich wusste noch nicht genau, was es war, aber es hatte mich auf alle Fälle im positiven Sinne voll platt gemacht. An dieses Gefühl konnte und wollte ich mich erinnern und ich war so dankbar, diese Erfahrung und Sitzung erhalten zu haben.

Mein Dank gilt hier besonders Claudia Köhler, TRAGER-Praktikerin, die mir diese tolle Sitzung zukommen ließ, mir viele Einblicke gab, sich meiner annahm und mich auf meinem Weg zum Praktiker begleitete und unterstützte.

Jetzt zu behaupten, dass sich nach der Sitzung mein Leben komplett geändert hätte und dass ich seitdem schmerzfrei bin, wäre erstens unglaubwürdig und zweitens auch gelogen. Das wäre ein vorgegaukeltes Wunder und in dieses Licht möchte ich TRAGER nicht bringen. Es hat mein Leben nicht sofort geändert, aber es hat darauf Einfluss genommen. Ich lernte eine neue Methode der Behandlung kennen und konnte mich dafür begeistern. Zudem nahm ich etwas aus dieser Sitzung mit. Ein tolles Gefühl, eine tolle Erinnerung und einen neuen Denkansatz. Körperwahrnehmung. Wie will ich mich fühlen und wie sollte es sein? Und was kann ich selbst dafür tun, um dies zu erreichen. Ich setzte mich seitdem mit mir und meinem Körper neu auseinander.

Ich war achtsamer mit mir, aufmerksamer und einfühlsamer. Auch dies ist ein längerer Prozess gewesen und entstand nicht aus einer Sitzung heraus. Sie war aber der Auslöser dafür.

Meine Leidenschaft für TRAGER war also geweckt worden. Als Nächstes machte ich einen sogenannten Intro-Workshop mit, um noch mehr über diese einfache und doch so wirksame Technik zu erlernen. An diesem Tag durften einfache Techniken, Griffe, Streichungen unter Anleitung und Aufsicht an den Teilnehmern geübt werden. Nach wenigen Minuten stand für mich die Entscheidung fest: Ich möchte TRAGER-Praktiker werden. Bei jeder angeleiteten Sitzungssequenz, die ich gab, spürte ich dieselbe Leichtigkeit und dieselbe Achtsamkeit in mir, die ich zuvor als Klient, bzw. als Empfangender in diesem Workshop auf der Liege empfunden hatte.

Ich probierte es die folgenden Tage dann nochmals an meiner Frau und Bekannten aus, das Gelernte umzusetzen bzw. anzuwenden. Das Ergebnis war immer wieder dasselbe. Ich behandelte mich mit jeder gebenden Sitzung oder besser gesagt mit verschiedenen Auszügen aus einer Sitzung selbst. Jede Sitzung, die ich gab, brachte mir dieselbe muskuläre und geistige Entspannung, die ich passiv als Empfangender auf der Liege bekam. Ich konnte also sowohl für mich was Gutes tun als auch für andere und empfand dabei noch tiefe innere Befriedigung, Freude und Spaß. Ich entdeckte ein neues Lebensgefühl, eine neue Art des Wohlergehens. Ich kostete von der TRAGER-Quelle des Lebens und beschloss, TRAGER in mein Leben aufzunehmen und mich von der Quelle treiben zu lassen.

Wenn ich hier von Sitzung schreibe, dann trifft es wohl der Ausdruck „Mini-Sitzung" besser. Der Intro-Workshop gab natürlich nicht den ganzen Umfang, den eine TRAGER-Sitzung zu bieten hat, wieder. Er zeigte Auszüge aus verschiedenen Möglichkeiten und Ansatzpunkte an verschiedenen Körperregionen auf. So konnte ich in etwa einen Griff am

Kopf, an den Armen, an den Beinen und am Oberkörper eigenständig umsetzen und wiederholen. Versuchen, diesen zu intensivieren, die Freiheit zu übertragen und selbst zu spüren, was bewusstes Fühlen für ein wunderbares Gefühl ist. Es war umfänglich vom tatsächlich vorhandenen Repertoire nicht viel, was ich gelernt hatte, gab mir aber dennoch schon die Möglichkeit, dem ganzen Körper ein kurzes TRAGER-Erlebnis in Form einer Sitzung (Mini- Sitzung) zukommen zu lassen.

Seit drei Jahren bin ich bereits in Ausbildung, als ich diese Zeilen hier schreibe. Und jetzt, an diesem Punkt, kann ich auch sagen, TRAGER hat mein Leben verändert. Nicht von heute auf morgen, nicht sofort und nicht nach der ersten Sitzung, aber in dem Prozess, den ich seither durchlaufe, und ich kann offen und ehrlich behaupten, dass ich jetzt meine Krankheit im Griff habe und nicht mehr meine Krankheit mich.

Natürlich sind noch Schmerzen da und natürlich lässt sich Verknöchertes und Degeneriertes nicht mehr rückgängig machen, aber ich habe für mich Möglichkeiten gefunden, damit zu leben, und nehme Schritt für Schritt wieder mehr am Leben teil. Dabei bin ich zuversichtlich, dass ich in den kommenden Jahren noch mehr Verbesserung erhalten werde, oder im schlechtesten Fall auf diesem Level verweile, jedoch keine Verschlechterung mehr erleide. Ich bin auf alle Fälle guter Dinge angesichts der Faust-Regel: Eine Krankheit braucht zur vollkommenen Ausheilung die Zeit, die sie gebraucht hat, um sich zu entwickeln, plus mindestens zwei Jahre mehr. Nach zwanzig Jahren Leidensgeschichte bin ich also mit dem Ergebnis, welches ich nach drei Jahren erreicht habe, mehr als zufrieden.

Körperwahrnehmung

Körperwahrnehmung ist das Zentrum der TRAGER-Arbeit. Der Grundbaustein, auf den alles Weitere wie MENTASTICS und Tischarbeit aufbaut. Ohne Körperwahrnehmung wäre TRAGER-Arbeit nicht möglich oder würde sich kaum von anderen physischen Therapien unterscheiden. Daher möchte ich mich in diesem Kapitel ausschließlich der Körperwahrnehmung widmen und verständlich machen, was dies überhaupt ist, welchen Einfluss sie auf unser Leben hat, was sie bewirkt und wie wir sie täglich bewusst und unbewusst nutzen.

Fangen wir damit an, den Begriff zu zerteilen. So erhält man zwei Wörter, Körper und Wahrnehmung. Beginnen möchte ich mit dem Wort Körper, da dieser, zumindest jetzt hier im Vorfeld, schneller erklärt ist. Körper ist ein Begriff, der in der Mathematik, der Physik oder der Medizin Verwendung findet. Er kann rund, eckig, quadratisch, fest, flüssig, groß oder klein sein. Primär ist er einfach mal da und steht zur Verfügung. Was man daraus nun macht bzw. wie man damit arbeitet oder umgeht, das entscheidet die Wahrnehmung, zusammen mit meiner Absicht, die sich hinter meinem Tun verbirgt.

Bei Wahrnehmung möchte ich nun genau differenzieren zwischen bewusster Wahrnehmung und einer Reaktion auf eine Wahrnehmung. Beides hört sich auf den ersten Blick identisch an, unterscheidet sich aber grundsätzlich. Angefangen von der Bewusstseinstiefe bis hin zu unserer ausführenden Reaktion, Denkweise oder Handlung.

Einer bewussten Wahrnehmung folgt eine Denk- und Gefühlsweise, bei der ich mich mit dem Wahrgenommenen bewusst auseinandersetze und für die ich mir Zeit nehme, da ich es als wichtig erachte.

Es ist eine tiefgründige, detaillierte Betrachtungsweise, die letztendlich dann zu einem Ergebnis führt, das ich nach bestem Wissen und Gewissen vertreten kann.

Eine Reaktion auf eine Wahrnehmung ist eine oberflächliche Reaktion. Ein Schubladendenken. Ein schneller Abruf von Handlungen oder Denkweisen, die uns angelernt oder anerzogen wurden, die uns antrainiert wurden, die uns vorgegeben wurden oder welche die Gesellschaft erwartet. Dazu nehme ich mich nicht aus. Ich habe es genauso erhalten und bestimmt auch weitergegeben. Das liegt in der Natur des Menschen. Jeder gibt das nach bestem Wissen und Gewissen weiter, wovon er denkt, dass es für jemanden gut und hilfreich im Leben ist. Es kommt von den Eltern, Großeltern, Lehrern, Freunden, Arbeitgebern ... Es sind alles gut gemeinte Vorgaben, jedoch sind es Muster, die uns auferlegt werden und unsere eigene, individuelle Wahrnehmung schwächen und abstumpfen lassen. Eine Reaktion auf eine Wahrnehmung wird beispielsweise auch politisch und marktwirtschaftlich genutzt. Es ist bewusste Manipulation und Beeinflussung, um die eigenen Belange besser durch- oder umzusetzen. Wissentlich wird dabei eine gesundheitliche Schädigung in Kauf genommen bzw. wissentlich die gesundheitliche Gefährdung ignoriert.

Ich möchte dies noch an ein paar Beispielen verdeutlichen, bevor ich dann wieder zurück zum TRAGERn komme und aufzeige, was diese ganzen Erkenntnisse mit TRAGERn zu tun haben und wie das Ganze sich beim TRAGERn zusammenfügt. Sowohl aus der Sicht des Praktikers als auch des Klienten.

Wenn ich beispielsweise von der Arbeit nach Hause komme und das Grundstück betrete, läuft mir unser Hund freudig entgegen, um mich zu begrüßen. Im Vorbeigehen streichle ich ihm schnell über den Kopf, sage „Hallo Hund" und betrete dann zielstrebig das Haus.

Was war also geschehen? Der Reiz der Wahrnehmung war, dass mir unser Hund entgegengelaufen kam. Die Reaktion darauf, dass ich ihn kurz gestreichelt und somit zur Kenntnis genommen habe. Sollte mir nun meine Frau zu unserem Hund eine Frage stellen, könnte ich diese mit Sicherheit nicht beantworten, weil ich mich gar nicht bewusst mit unserem Hund auseinandergesetzt habe.

Bei einer bewussten Wahrnehmung hatte ich mir Zeit für unseren Hund genommen. Das heißt, ich wäre stehen geblieben, wäre in die Hocke gegangen und hätte gewartet, bis er bei mir angekommen ist. Ich hätte ihn schon im Lauf beobachtet, hätte gesehen, wie er sich bewegt, und hätte seine Eile wahrgenommen, die er hatte, um zu mir zu gelangen. Danach würden Drücker und Streicheleinheiten folgen, bei dem ich diesem Lebewesen nicht nur Respekt entgegenbringe, sondern auch in seine Augen schaue und diese bedingungslose Liebe und Freude sehe, die er mir entgegenbringt. Beim bewussten Streicheln durch das Fell hätte ich allein durch das achtsame Fühlen viele Impulse aufgegriffen. Ist das Fell weich? Verklebt? Fettig? Benötigt es ein Bürsten? Ist es sauber? Schmutzig? Trocken? Nass? Wie ist seine Körpertemperatur? Fühlt er sich kühl an oder warm? Ist seine Haut rein oder schuppig? Oder spüre ich sogar eine Verletzung oder eine Zecke? Benutze ich dazu dann noch meine Augen, indem ich ihn bewusst betrachte und nicht nur aus dem Augenwinkel wahrnehme, so erhalte ich zahlreiche Informationen, sodass mich meine Frau im Haus nicht mal mehr zu fragen braucht, ob mir an unserem Hund etwas aufgefallen ist. Ich bringe die erhaltenen Informationen durch unseren Hund sozusagen schon mit rein. So könnte ich z. B. sagen: „Hallo Schatz, unser Hund ist nass. Ich denke, er war heute baden und anhand der Schrammen an seinem Fuß vermute ich, dass er in den Bach gestürzt ist. Das Fell werde ich bürsten, wenn er wieder richtig trocken ist."

Im Großen und Ganzen denke ich, dass mir meine Frau mit meinen Vermutungen recht geben und die ganze Geschichte nun ausführlich erzählen wird.

Das Ausschlaggebende dabei ist, dass ich durch bewusste Wahrnehmung zahlreiche Informationen von meinem Gegenüber erhalte, ohne mit ihm ein Wort gesprochen zu haben.

Was ich hier am Hund geschildert habe, lässt sich genauso auf einen Menschen übertragen. Es sind zwei entscheidende Faktoren, die mir ermöglichen, allein durch Sehen und Fühlen eine Flut an Informationen zu erlangen, mit denen ich dann am Klienten arbeiten kann bzw. mit Fragen weiter darauf eingehen kann. Erstens, einen anderen bewusst wahrnehmen und zweitens mir selbst die Zeit dazu nehmen, dies zu wollen.

Sich Zeit nehmen, vor allem die Zeit, auf sich selbst zu achten, haben viele Menschen verlernt. Wir leben in einer Gesellschaft aus Hektik und Stress. Jeder Tag ist durchgetaktet und lässt kaum Spielraum für außerplanmäßige Zwischenfälle. Dieser Kreislauf führt letztendlich zu Unwohlsein und Krankheit und das, obwohl uns unser Körper vorzeitig warnt und deutliche Signale sendet, etwas zu ändern oder kürzerzutreten. Die Warnsignale des Körpers sind Schmerzen. Die Reaktion auf diese Wahrnehmung sind Schmerzmittel in sämtlichen Variationen.

Schließlich erwarten die Gesellschaft und der Arbeitgeber, dass wir funktionieren. So versucht man, diesen Anforderungen gerecht zu werden, indem man den Schmerz durch Medikamente ausknipst und so die Warnsignale des Körpers umgeht oder ignoriert. Auch hier wieder dasselbe Szenario. Die Wahrnehmung nach den Medikamenten ist: Der Schmerz ist weg. Die folgende Reaktion ist also bei wiederkehrenden Schmerzen eine erneute Medikamentengabe. Dieses Spiel kann man so lange weiter betreiben, bis der Körper es satthat, dass seine Hilferufe ignoriert werden, und er schließlich schlapp macht, was zu einer schweren und langandauernden Krankheit führen kann.

Bei einer bewussten Wahrnehmung hätte man sich mit seinem Körper auseinandergesetzt und versucht, die Ursache herauszufinden, anstatt die Symptome zu bekämpfen. Hier sind wir auch schon in dem Bereich der Selbstachtung und Selbstfürsorge. Den Dingen auf den Grund gehen, was macht mich krank? Was sind überhaupt meine Symptome? Sind sie alleine da oder ergeben sie sich aus ganz anderen gesundheitlichen Zusammenhängen? Was kann ich ändern, dass es mir besser geht? Welche Faktoren kann ich direkt beeinflussen? Was ist die Ursache von der Ursache der Ursache? Was will mir mein Körper mitteilen? Was braucht er, um wieder in Einklang zu kommen?

Ich nehme mir also gezielt Zeit, um mich mit mir selbst auseinanderzusetzen und diese Fragen zu beantworten. Selbstwahrnehmung ist hier das Schlüsselwort. Würde diese einfache Möglichkeit genutzt werden, ließe sich – da bin ich mir sicher – die Anzahl von Schlaganfällen, Herzinfarkten und Burn-outs deutlich reduzieren.

Zeit ist unser kostbarstes Gut. Nicht nur weil sie

vergänglich ist, sondern weil wir ganz alleine darüber bestimmen können, wie wir sie nutzen. Für uns, für unseren Körper oder für andere.

In meinen Übungssitzungen habe ich festgestellt, dass die Klienten nicht einmal mehr in der Lage waren, sich für ihre Anwendungen Zeit zu nehmen. Gestresst kamen sie herein, fragten „Was soll ich ausziehen?“ und waren schon, während sie noch redeten, dabei, auf die Liege zu klettern. In einer TRAGER-Sitzung, die variabel auch bis zu zwei Stunden dauern kann, steht die Ressource Zeit aber für den Klienten und nur für den Klienten in ausreichender Form zur Verfügung. Dieses Gefühl, „ich habe Zeit“ oder „ich darf mir für mich jetzt Zeit nehmen“, gilt es, den Klienten zu vermitteln. Beim TRAGERn geht es um nichts anderes, als bewusst Zeit mit sich selbst zu verbringen. Dies wieder zu erlernen, sich selbst achtsame Zeit in ausreichender Form zukommen zu lassen. Aus diesem „sich Zeit für sich selbst nehmen“ entsteht ein „sich mit sich selbst befassen“ und daraus der therapeutische Ansatz der TRAGER-Sitzung, die genau dies dann in MENTASTICS und Tischarbeit wiedergibt. Es geht also immer um die Suche nach dem „was tut dem Klienten gut und was kann der Praktiker tun, dass es so wird“. Und wie beim Versteckspielen kann die Suche auch mal länger dauern und / oder das Ergebnis oft erst auf Umwegen gefunden werden.

Bei meinen Übungssitzungen ließ ich meine Klienten nun wieder von der Liege herunterklettern und bat sie, sich einfach gerade still auf einen Fleck zu stellen und die Augen zu schließen. Viele ertrugen diese Stille und das Nichts nicht lange und schnell kam die Frage: „Was machen wir?“ „Nichts“, antwortete ich ihnen. „Wir machen absolut nichts, außer auf diesem Fleck zu stehen.“ Dann fragte ich sie nach ihren Gedanken, die sie gerade im Kopf hatten. Die Antworten waren meistens die Aufgaben, die sie im Anschluss noch zu erledigen hatten. Daraufhin bat ich sie, ihre Gedanken nur mal auf sich zu richten und auf ihr jetziges Befinden. Auch damit waren noch viele überfordert und es kam die Antwort: „Da ist nichts."

Es stellte sich als schwere Herausforderung heraus, einen Menschen dahin zu bringen, sich nur wenige Minuten mit sich selbst und seinem Körpergefühl zu beschäftigen. Es entstand der Eindruck, dass sich viele das nicht trauten, wollten oder konnten. So leitete ich sie an und stellte Fragen zu den möglichen Problemen, die ich aufgrund der Haltung, die ich sah, vermutete. Wie z.B.: „Wie fühlen sich dein Nacken und deine Schultern an? Sind sie schwer, verkrampft, angespannt? Hängen die Arme leicht nach unten oder fühlt es sich an, als ob Gewichte daran hängen? Wie sitzt der Kopf auf dem Nacken? Leicht oder schwer und wie ist die Beweglichkeit?"

Unter dieser Anleitung war es plötzlich möglich, dass die Klienten sich mit sich selbst auseinandersetzten und einfach mal in sich spürten, was zu überraschenden Ergebnissen und Selbsterkenntnis führte. Im Anschluss daran begann das Suchen nach dem „Wie sollte es sein? Wie könnte es sich noch leichter und freier anfühlen?" Auch hier kamen nun viele wohltuende Bewegungsmuster zum Vorschein, die der Klient selber fand. Der MENTASTICS-Prozess war in vollem Gange und der Klient befand sich ohne sein Wissen schon mitten in einer TRAGER- Sitzung.

Klienten, die absolut nicht stillstehen oder die Augen schließen konnten, bat ich, durch den Raum zu laufen und sich auf ihr Gehen zu konzentrieren. Auch hier können wieder unterstützende Fragen gestellt werden. „Wie ist der

Boden, auf dem du gehst? Wie ist der Unterschied zwischen Teppich und Laminat? Wie setzt du deinen Fuß auf? Was passiert, wenn du schneller oder langsamer gehst?"

Viele Klienten reagierten auch auf gedankliche visuelle Anreize. „Wie ist es, wenn du dir vorstellst, auf Sand zu gehen? Durch seichtes Wasser? Oder auf Moos? Worauf würdest du gerne gehen?"

Es entstanden viele unterschiedliche Gehmuster, aus denen dann der Klient das für ihn Angenehmste übernahm. Auch hier waren wir im MENTASTICS-Prozess angekommen und der Klient befand sich mitten in einer TRAGER-Sitzung, in die er sich selbst hineingeführt hatte.

Bewusste Wahrnehmung, Selbstwahrnehmung sind der Schlüssel zur Selbsterkenntnis und der erste Schritt, um Wohlgefühl und gesundheitlich fördernde Prozesse einzuleiten. Ich spreche hier bewusst nicht von Heilung, denn dieses Versprechen kann keiner geben, aber der achtsame, verantwortungsbewusste Umgang mit sich selbst setzt viele Heilungsprozesse in Gang und trägt maßgeblich zu einem besseren, leichteren Lebensgefühl bei.

Einigen Personen, denen ich Übungssitzungen geben durfte, waren sich ihrer inneren Anspannung oft nicht bewusst, die sich wiederum auf den Körper niederschlug. Hätten sie sich selbst wahrgenommen, hätten sie dies auch bemerkt und Wege zum besseren psychischen, seelischen und körperlichen Befinden eingeleitet. So aber, durch mangelnde Selbstwahrnehmung, wurde dies gar nicht wissentlich registriert. Ein kleiner Hinweis genügte hier schon, um die Personen anzuregen, über sich selbst nachzudenken. Diesen Hinweis konnte ich aber auch nur geben, weil mir die Klienten, die sich mir anvertrauten, sehr wichtig waren und ich sie visuell auch intensiv betrachtete. Ich nahm mir die

Zeit, sie bewusst zu beobachten und so erste Behandlungsansätze zu erkennen. So hatte ich einmal einen Freund zur Behandlung, dem seine Anspannung schon ins Gesicht geschrieben stand. Seine Kiefermuskulatur war angespannt und seine Zähne pressten sich fest aufeinander. Ich fragte ihn, ob er sehr im Stress sei. Er verneinte jedoch und fragte, wie ich darauf kommen würde. Ich verwies ihn auf seine Anspannung im Kieferbereich und dass ich deshalb diese Vermutung hatte. Er schaute mich entgeistert an, und es war ihm anzusehen, dass er sich gerade bewusst mit meiner Meinung auseinandersetzte und in seinen Kiefer spürte. Auf einmal ließ er locker, sein Mund öffnete sich und der Unterkiefer bewegte sich nach unten. „Stimmt“, sagte er mir. „Ich habe das noch nie bemerkt. Jetzt aber, wo du es sagst, fällt es mir tatsächlich auf. Ich beiße immer meine Zähne aufeinander und hatte deshalb auch schon unangenehme Zahnarztbesuche.“

Kurze anatomische Exkursion: Der Musculus Masseter oder besser bekannt als unser Kaumuskel gilt als der zweitstärkste Muskel im Körper des Menschen. In manchen Schriften wird er sogar als der stärkste genannt mit einer Beißkraft, die bis zu 450 kg aufbringen kann.

Nun lässt es sich wohl besser nachvollziehen, warum bei einem permanenten angespannten Kaumuskel Probleme an Zähnen, Kopfschmerzen, Verspannungen in Nacken- und Schulterbereich oder andere gesundheitliche Störungen auftreten können.

Wir machten daraufhin MENTASTICS-Übungen zur Lockerung der Kiefermuskulatur und er ging mit einem offenen, lockeren Mund nach Hause. Das Feedback von ihm war überwältigend. Seitdem achtete er darauf, seine Kieferspannung zu kontrollieren, und erwischte sich schon beim

Aufstehen am Morgen, dass er beim Anziehen die Zähne zusammenbiss. Diese Selbstwahrnehmung und das Gefühl des Erinnerns, wie frei es sein kann, wenn die Spannung leichter wird, ermöglichte es ihm, dieses Verhalten Schritt für Schritt zu reduzieren. Heute ertappt er sich nur noch selten dabei und berichtete zudem, dass seither seine Migräneattacken deutlich weniger geworden sind.

Kleine Ursache, große Wirkung. Der Auslöser hierzu war lediglich zu erkennen, dass sich der psychische Stress bereits körperlich niederschlug und bemerkbar machte. Hätte er sich die Zeit genommen, sich selbst im Spiegel zu betrachten, wäre er mit Sicherheit auch selbst darauf gekommen. Ausschlaggebend war aber wohl die Erkenntnis, wie es anders sein kann: leichter und freier. Und wie sich das auf die gesamte Lebensqualität auswirkt. Der TRAGER-Ansatz ist daher Körperwahrnehmung – bei sich und bei anderen –, und nichts anderes. Habe ich etwas erkannt, kann ich es ändern. Habe ich das Gefühl erlebt, wie es anders sein kann, bin ich stets bestrebt und bemüht, diesen Zustand wieder herbeizuführen. TRAGER gibt Impulse der Selbstachtung und vermittelt ein anderes Gefühl der Wahrnehmung, aufgebaut auf Leichtigkeit und Freiheit. Anstrengendes lehnt der Mensch oder der Körper ab, etwas, was dagegen leicht anzuwenden ist und auch noch Verbesserung bringt, ist er sehr schnell gewillt anzunehmen. TRAGER ist daher eine sanfte Methode der Körperwahrnehmung, die Anreize setzt und versucht, Lösungen gemeinsam zu finden. Die kontinuierliche Umsetzung und der daraus resultierende Erfolg liegen allein in den Händen des Klienten. Daher ist ein weiteres Prinzip des TRAGER-Ansatzes, die Erinnerung an das erlangte, gefundene Gefühl in der Sitzung. Dieses Gefühl soll mit nach Hause genommen und immer dann abgerufen werden, wenn dazu geneigt wird, wieder in alte Gewohnheiten oder Muster abzugleiten. Die stetige Erinnerung soll bei der Umsetzung der neuen Muster helfen und die Umstellung von Bewegungs- und Denkmuster erleichtern. Immer wieder wird daher der Praktiker auch während der Tischarbeit, zu der ich später noch komme, die Frage stellen: „Wie fühlt es sich jetzt an? Wie ist der Vergleich zwischen unbehandeltem Arm/Bein und behandeltem Arm/Bein?“ Diese Frage bewegt den Verstand dazu, sich immer wieder mit den entstehenden Gefühlen auseinanderzusetzen, bis diese ins Unterbewusstsein aufgenommen werden.

Ich möchte nun aber noch, wie vorher schon angesprochen, an anderen Beispielen den Unterschied zwischen einer Reaktion auf eine Wahrnehmung und einer bewussten Wahrnehmung aufzeigen.

Nehmen wir beispielsweise jetzt ein Handy. Ein iPhone 3. Sie sind stolzer Besitzer dieses Handys, das gerade einmal ein Jahr alt ist. Nun kommt ganz aktuell und toll umworben das iPhone 4 auf den Markt. Ihre Wahrnehmung zeigt Ihnen die neue, tolle Version des iPhone. Die Reaktion darauf ist, dass ein sofortiger Kaufimpuls angeregt wird. Dies ist übrigens eine gängige Methode der Marktwirtschaft, um die Verkaufszahlen in die Höhe zu treiben. Mit Erfolg, wie man sieht.

Bei einer bewussten Wahrnehmung hätte ich ebenfalls die Information des tollen, neuen iPhone empfangen, nur hätte ich sie bewusst, wissentlich verarbeitet. Dazu Fragen und Erkenntnisse wie: „Brauche ich nach einem Jahr schon wieder ein neues Handy? Mein Handy funktioniert, genügt meinen Ansprüchen und ich bin zufrieden damit. Will ich jetzt schon wieder so viel Geld für ein neues Handy ausgeben, obwohl ich es gar nicht benötige? Und was kann es wirklich mehr als mein altes und sind diese Funktionen für mich von Bedeutung?“

Nach all diesen Überlegungen wird man sich wohl eher gegen den Kauf eines neuen iPhone entscheiden.

Noch ein letztes Beispiel, das ebenfalls einfach aus dem Leben gegriffen ist, möchte ich Ihnen vorstellen. Wir sehen einen Menschen und ohne dass wir diesen Menschen kennen, oder jemals mit ihm ein Wort gesprochen haben, bilden wir uns sofort eine Meinung über ihn. Diese kann positiv oder negativ sein. Auf alle Fälle aber ist sie voreingenommen. Wir nehmen eine andere Person wahr und es entsteht eine Reaktion wie z.B. sympathisch, blöd, dominant, hässlich, hübsch, asozial, erfolgreich ... Wir stecken also die Person nach unserem ersten Eindruck in eine Schublade und dort drin bleibt er dann auch, denn wir haben uns unsere Meinung, den oberflächlichen Eindruck gebildet und unser Denkprozess über diese Wahrnehmung gilt als abgeschlossen.

Bei einer bewussten Wahrnehmung entsteht natürlich auch sofort ein erster Eindruck. Nur gilt es dann, sich mit diesem Eindruck genauer auseinanderzusetzen, indem ich die Person kennenlerne, anspreche, oder meinen ersten Eindruck in eine neutrale Position bringe und mich ohne Vorurteile oder Voreingenommenheit auf die Person einlasse oder sie an mir vorbeiziehen lasse. Befasse ich mich bewusst mit ihr, lerne ich sie kennen. Ihren Charakter, ihre Eigenschaften, ihre Denkmuster und Prinzipien. Aus diesen ganzen Informationen entsteht dann, ähnlich wie beim Puzzle, zunehmend ein Gesamtbild, das mir dann, aber auch nicht 100%ig, ermöglicht, mir eine Meinung über diese Person zu bilden. Die Erfahrung hat gezeigt, dass selbst wenn man glaubte, eine Person schon ihr Leben lang zu kennen, sich doch irgendwann herausstellte, dass dem nicht so war.

Bewusste Wahrnehmung ist deshalb ein lebendiger Prozess, der niemals zum Stillstand kommt oder sich mit der gewonnenen Erkenntnis zufriedengibt. Bewusste Wahrnehmung ist Veränderung und Veränderung ist das Leben. Bewusste Wahrnehmung wird sich jedes Mal wieder aufs Neue mit der eigentlich gleichen, ihr schon bekannten Situation auseinandersetzen und sie so betrachten, als wäre diese Wahrnehmung, dieser Eindruck, soeben erst entstanden.

Der TRAGER-Praktiker wird deshalb seinen Klienten immer wieder aufs Neue fühlen, sehen, wahrnehmen und ihm dieselben Fragen stellen.

Selbst der bekannteste, vertrauteste Klient ist jedes Mal wieder ein neuer Klient, den es von Grund auf neu zu entdecken gilt. Ähnlich einem Waldweg, den ich täglich gehe. Auf den ersten Blick ist es derselbe Weg. Doch gehe ich ihn achtsam, so werde ich feststellen, dass täglich auf diesem Weg Veränderung stattgefunden hat, und zwar mehr, als ich überhaupt fähig bin an Informationen zu verarbeiten.

Seien es Spuren von Tieren, Blätter, Äste, Wasserpfützen, Geräuschen ... Selbst der vertrauteste Weg kann sich zu einer Abenteuerreise entwickeln, wenn ich offen dafür bin. So ist jede TRAGER-Sitzung eine neue Entdeckungsreise für Praktiker und Klient, eine Abenteuerreise, deren Ausgang noch keiner kennt. So, wie ich also offen und achtsam einen Waldweg betrachten kann und mir minimale Veränderungen auffallen, so betrachtet der Praktiker seinen Klienten mit all seinen Sinnen und versucht, jede noch so kleine Veränderung im Detail zu erkennen, zu fühlen, zu hinterfragen, sich mit dem Klienten darüber auszutauschen und positive gewonnene Aspekte in die tiefere Bewusstseinsebene zu transferieren, um sich an genau das, diese kleine Veränderung und was sie an mehr Leichtigkeit und Freiheit brachte, zu erinnern.

Dieser Prozess sollte dann in der nächsten Sitzung wieder abrufbar sein und es stellt sich erneut die Frage: „Wie ist es heute damit? Wie sollte es heute sein und wie möchte ich, dass es heute ist? Wie kann ich dieses Ziel erreichen? Wie kann ich meinen Zustand noch freier und leichter machen?" Die Entdeckungs- und Abenteuerreise beginnt somit aufs Neue. TRAGER, Wahrnehmung, Selbstwahrnehmung ist ein nie endender Prozess, ein Kreislauf, der nur dann stimmig ist, wenn er geschlossen ist. Jeder kleine Sprung in diesem Kreislauf bedarf wieder einer detaillierten Betrachtungsweise, um ihn zu reparieren, den Kreislauf wieder als Ganzes fließen zu lassen und um Gesundheit zu erhalten. Viele kleine Dinge, die oft nicht oder zu spät wahrgenommen werden, können große Auswirkungen mit sich bringen. Ein offenes Schuhband an sich stellt erst einmal keine Gefahr dar. Wenn ich es aber zu spät erkenne und beim Treppensteigen stolpere, kann dies unangenehme Folgen mit sich bringen. Ähnlich wie bei meinem Freund, dem Kieferanspanner. An und für sich eine Gewohnheit, die jeder von uns schon mal im Stress hatte. Auch ich beobachtete seit dieser Sitzung immer wieder an mir selbst, dass ich, sobald ich in Hektik oder Anspannung kam, anfing, meine Kiefer aufeinanderzupressen. Wird dieses Verhalten aber chronisch, kann es zu verschiedenen gesundheitlichen Beschwerden führen. Wird die Ursache dann nicht erkannt, erfolgt die Behandlung der Symptome wie Zahnschmerzen, Kopfschmerzen ... Ist jedoch die Ursache erstmals erkannt, kann man an der Ursache der Ursache ansetzen. Ursache hier ist die angespannte Kiefermuskulatur, doch die Ursache hieraus ist der Stress. Die Ursache der Stressquelle gilt es daher zu finden, um eine schnellstmögliche und bestmögliche Genesung zu erlangen. Der TRAGER-Ansatz versucht, die Ursache der Ursache der Ursache von der Ursache zu finden. Oder wie Dr. Milton Trager es formulierte: „Es ist nicht die Frage, wie hoch kann ich springen, sondern wie weich kann ich landen!"

Der Denkansatz, der sich dahinter verbirgt, ist der, dass, wenn ich weiß, wie ich weicher lande, ich automatisch höher springe, ohne mir Gedanken zu machen, wie ich höher springen kann, da mich mein Unterbewusstsein automatisch mit der gewonnenen Erkenntnis der weicheren Landung höher springen lässt.

TRAGER versucht, über den Körper in die Tiefe zu gelangen. Je mehr sich der Körper öffnet und loslassen kann, desto mehr öffnet sich der Geist und ist bereit und empfänglich dafür, Neues aufzunehmen bzw. „alte" Bewegungsmuster wieder herauszuholen. Hierzu aber noch mehr, wenn ich Ihnen etwas über die Tischarbeit erzähle.

An dieser Stelle möchte ich das Kapitel Körperwahrnehmung auch beenden und abschließende Worte finden.

Körperwahrnehmung hilft, sich und seine Umwelt realer und neutraler zu betrachten, und führt somit zu tiefgründigen Entscheidungen statt zu oberflächlichen Handlungen. Wir müssen es uns alle wert sein, uns und unsere Gesundheit tiefgründig zu betrachten und uns die Zeit dazu nehmen, uns selbst wahrzunehmen. Uns als Person, als Körper mit all seinen Warnsignalen, unsere Denk- und Bewegungsmuster, unsere psychische Verfassung, unsere tiefsten Empfindungen von Geist und Seele und uns als Ganzes, individuelles Wesen wahrnehmen, das ständig Veränderung und neuen Einflüssen ausgesetzt ist, die verlangen, sich ihnen anzupassen und neu darauf auszurichten im Sinne von „wie wäre es einfacher, freier und leichter für mich!“

Fazit: TRAGER ist bewusste Körperwahrnehmung!

Nachfolgend zeige ich konkrete Zusammenhänge zwischen Körperwahrnehmung und anderen Faktoren auf, die Sie später im Wesentlichen bei der Tischarbeit wiederfinden.

Körperwahrnehmung und Stille

Eine TRAGER-Sitzung findet üblicherweise in vollkommener Stille statt. Die Ruhe soll dazu führen, sich nur und ohne Ablenkungen auf sich selbst zu konzentrieren, zu spüren, zu fühlen, sich wahrzunehmen.

Zudem ist Stille eine Wahrnehmung, die wir größtenteils verlernt haben und die es gilt, wiederzuerlangen. Viele Menschen sind mittlerweile von Stille und Ruhe regelrecht überfordert. Angesichts der heutigen Zeit und Verhältnisse ist das auch kein Wunder. Permanente akustische und visuelle Beschallung und Überflutung, wohin man nur schaut. Früh morgens laufen schon das Radio und der Fernseher, in manchen Haushalten sogar durchgehend, und manche meiner Übungsklienten erzählten mir sogar, dass sie ohne diese Geräuschkulisse nicht mehr schlafen können und bei ihnen auch nachts das Radio oder der Fernseher liefen. In jedem Geschäft spielt gezielt ausgesuchte Musik, die das Kaufverhalten beeinflussen soll, ob im Supermarkt, im Modegeschäft, beim Friseur oder im Möbelhaus. In jedem Restaurant wird akustische Beeinflussung genutzt, um die

Geselligkeit zu fördern, und so zum längeren Verweilen einzuladen. Unser Alltag ist von einer ständigen Geräuschkulisse umgeben: Autos, Straßenbahn, Baustellen, Klingeltöne, Gespräche, verschiedene Signale und Werbeslogans. Selbst in Praxen schallt dem Patienten entspannende Wellness-Musik entgegen. Jeder Arbeitsplatz ist voller Töne. Wenn es keine Musik ist, dann ist es das Brummen von Anlagen oder Produktionsmaschinen. Zudem sind wir umgeben von einem visuellen Blitzlichtgewitter. Bunte, schnell wechselnde Farbtöne und Lichter prasseln zur akustischen Beschallung auf uns ein. Diese Reizüberflutung führt dazu, dass wir nicht mehr bewusst wahrnehmen können, da die Informationen für unser Gehirn letztendlich zu viel wären, um diese alle detailliert auszuwerten. Es erfolgt nur noch eine Reaktion auf eine Wahrnehmung, wie schon ausführlich zuvor erörtert.

TRAGER will eine bewusste Wahrnehmung fördern oder, noch besser gesagt, arbeitet mit einer bewussten Wahrnehmung, daher gilt es, diese wieder zu erlangen. Ein erster Schritt dahin ist es, sich mit der Ruhe und der Stille wieder auseinanderzusetzen, diese wieder in sein Leben aufzunehmen und zu genießen. Einige meiner Übungsklienten waren mit der Stille im Raum überfordert. Was ich aber anfangs nicht wusste und worauf ich auch nicht gekommen wäre. Sie wirkten angespannt und unruhig und kamen auf der Liege nicht zur Ruhe. Mit dieser Nervosität machte es keinen Sinn, zu arbeiten, und ich versuchte, der Ursache auf den Grund zu gehen, um für uns beide eine erfolgreiche Sitzung abhalten zu können. Nachdem der Klient wieder von der Liege herabkam, gingen wir einfach durch den Raum und ich versuchte, mehr Informationen zu bekommen, auch indem ich ihn direkt nach dem möglichen Grund seiner

Unruhe fragte, den er mir aber zuerst nicht nennen konnte, da er ihn selbst nicht wusste. Das Gehen im Raum war wichtig für meinen Klienten, da er, wie ich zuvor schon auf der Liege bemerkte, nicht fähig war, stillzuliegen und sich auf Entspannung einzulassen. Nach einigen Runden im Raum sagte er plötzlich zu mir: „Die Stille ist es. Ich komme damit überhaupt nicht klar. Sie macht mich nervös und ich bin das so auch nicht gewohnt. Wenn ich in der Physiotherapie oder beim Massieren bin, ist immer Musik um mich herum und ich kann dabei wunderbar abschalten."

Die Ursache war also gefunden und es galt nun, meinem Klienten trotz allem eine verdiente Sitzung zukommen zu lassen.

Dies war ein typisches Beispiel aus der Praxis, wie ich es in Zukunft noch öfters vorfinden sollte. Wichtig ist es daher, den Zusammenhang zwischen Stille und bewusster Wahrnehmung zu verdeutlichen und zu erklären. Stille gibt uns die Möglichkeit, sich nur auf uns zu konzentrieren, ohne Ablenkungen. Das stärkt unsere Sinne und unsere Wahrnehmung für uns selbst. Sowohl körperlich als auch geistig.

Jegliche Art von Musik beeinflusst unsere Körperspannung und unsere Denkweise. Selbst Naturgeräusche wie Regen, ein Wasserfall oder Bienensummen löst eine Reaktion in uns aus. In der Regel führen diese zur Entspannung, was auch der Sinn dahinter ist. Trotzdem sind wir körperlich und gedanklich nicht bei uns, sondern folgen den Tönen und projizieren uns Bilder dazu, die uns helfen, loszulassen und in den Zustand der Entspannung zu sinken. Nicht bei uns zu sein, bedeutet wiederum, uns nicht so umfänglich wahrzunehmen, wie wir sollten. Bei TRAGER gilt es daher, diesen Ansatz der Stille dem Klienten verständlich, nachvollziehbar und als Teil der Körperwahrnehmung und der Sitzung zu vermitteln. Diese Aufklärungsarbeit, Stille wiederzuerlangen, sie für sich zu nutzen und damit umzugehen, ist Teil der Praktikertätigkeit und von unschätzbarem Wert für den Klienten. Bei meinem Übungsklienten tasteten wir uns also langsam wieder an das Gefühl der Stille heran. Die ersten Sitzungen machten wir noch mit Naturgeräuschen oder Entspannungsmusik. In den folgenden Sitzungen drehten wir die Musik immer leiser und reduzierten die Zeit der laufenden Musik. Nach einigen Sitzungen herrschte plötzlich Stille. Und so wie im Raum Stille war, berichtete mir mein Klient, war auch seit langer Zeit wieder Stille in seinem Kopf. Seine Gedanken waren nur noch bei ihm und seinem Körper und er entdeckte sich auf eine neue Art und Weise, was er auch künftig in seinen Alltag übernahm.

Nach unserer Sitzung war bislang seine erste Aktion im Auto, das Radio einzuschalten. Dann fing es plötzlich an, ihn zu stören, und er fuhr mit der erhaltenen Erinnerung der Stille und dem verbundenen Wohlgefühl dabei nach Hause. Heute ist es eine Seltenheit, wenn er noch akustische zusätzliche Begleitgeräusche im Alltag einsetzt und wenn, dann bewusst, weil er es jetzt gerade will, aber nicht mehr zwangsläufig braucht.

TRAGER soll uns die Ruhe, die Stille und somit die innere Aufmerksamkeit auf uns wiedergeben. Vielleicht auch, anders ausgedrückt, uns unseren inneren Frieden wiedergeben. Die Stille und die Ruhe sind die Quelle der Kraft. Aus ihnen ziehen wir unsere Energie. Die Macht der Stille gibt uns die Möglichkeit, unsere ganze Aufmerksamkeit ohne Ablenkungen auf uns zu richten und uns auf das Wesentliche, unser Wohlbefinden, unsere Gesundheit und unsere innere Zufriedenheit zu besinnen. TRAGER versucht, ein

Stück dieser verlorenen Gabe wieder zurückzubringen.

Dies ist vergleichbar mit der Weihnachtszeit. So galt sie doch ursprünglich als die stille Zeit, als die Zeit der Besinnlichkeit und der bewussten Wahrnehmung auf die Familie und sich selbst. Daraus wurde eine stressige, hektische, dem Kommerz gewidmete Zeit. Die Grundideale und Gedanken daran sind längst vergessen und es wäre schön, sich dieser und der daraus resultierenden Werte wieder zu erinnern.

TRAGER, Körperwahrnehmung und Stille, setzen an diesen Erinnerungen im tiefen Unterbewusstsein an und wollen somit ein Gefühl der Selbstwahrnehmung zurückbringen, welches wir vielleicht vergessen, aber nie verloren haben. Sich auf die Stille einzulassen, bringt viele Schätze zurück.

Körperwahrnehmung und Atmung

Im obigen Artikel ging ich insbesondere auf die Zusammenhänge zwischen „sich Zeit nehmen“ und „Stille“ ein. Dieses Phänomen des „sich Zeit Nehmens“ ist jedoch auch bei unserer Atmung sehr oft zu beobachten. Wann haben Sie sich das letzte Mal Zeit genommen, bewusst zu atmen? Atmung ist eine automatische Funktion unseres Körpers, daher denken wir wohl wenig darüber nach. Dennoch können wir auch bewusst atmen und diese zusätzliche Gabe hat durchaus seine Berechtigung. Unsere Atmung passt sich automatisch unseren körperlichen Aktivitäten an. Strengen wir uns mehr an oder rennen, wird die Atmung schneller und tiefer; ähnlich verhält es sich in Stresssituationen. Es läuft alles fast automatisiert ab, weshalb der Gedanke an eine bewusste Atmung, einen leidenschaftlichen Atemzug, weitestgehend verloren gegangen ist. Diese einfache Frage, „wann hast du dir das letzte Mal Zeit genommen, bewusst zu atmen?", konnte mir bisher fast keiner meiner Übungsklienten beantworten. Schon treffen wir also wieder auf das Thema Körperwahrnehmung. Sich selbst bei der Atmung wahrnehmen. Sich bewusst die Zeit nehmen für einen oder zwei Atemzüge. Wer dies einmal ausprobiert hat, wird feststellen, wie gut diese kleine Pause aus dem Alltag tut. Sich Zeit nehmen, zu atmen, heißt, bewusst den Alltag zu unterbrechen, einen kurzen Stopp einzulegen und innezuhalten. Wir unterbrechen also unser so wichtiges Tun und nehmen uns kurz Zeit für ein noch viel wichtigeres Tun. Nämlich etwas für uns zu tun. Bleiben Sie also einfach einmal still stehen, konzentrieren Sie sich auf Ihre Atmung und schnaufen dann tief ein, bis sich die Lunge bis zu ihren Grenzen nach unten und nach oben komplett mit Luft gefüllt hat. Halten Sie die Luft einige Sekunden lang an und atmen Sie sie dann in einem starken Atemzug wieder aus. Pressen Sie sämtliche Luft aus ihren Lungenflügeln heraus, achten Sie darauf, wie sich Ihr Brustkorb dabei ausdehnt und welche Freiheit Sie plötzlich im Brustbereich erlangen. Wiederholen Sie das Ganze noch einmal, nur atmen Sie dabei nicht mehr ganz so tief ein und aus.

Danach gehen Sie in Ihren normalen Atemzyklus über. Sie werden ein wohltuendes, erweiterndes, freies Gefühl festgestellt haben. Ein Gefühl, das Sie bei der normalen Atmung so nicht erlangen. Erinnern Sie sich an dieses Gefühl und nehmen Sie sich zumindest einmal am Tag Zeit zu atmen.

Warum ist eine bewusste tiefe Atmung so wichtig? Unser normaler Atemzug findet nur oberflächlich statt. Das heißt, unsere Lunge wird nur an den Lungenspitzen belüftet, nicht aber bis zu den Lungengrenzen. Sauerstoffsättigung hängt immer auch mit den Blutgefäßen und deren Durchblutung zusammen. Wird der Sauerstoffgehalt im Blut bzw. die Belüftung der Lungenflügel zu gering, leitet unser Körper Gegenmaßnahmen ein und wir nehmen einen tiefen Atemzug, indem wir gähnen müssen, und führt somit eine Belüftung bis an die unteren Lungengrenzen herbei. Dieses Modell, das medizinisch auch als Euler-Liljestrand-Mechanismus bezeichnet wird, ist hier nur ganz simpel beschrieben, um ein besseres Verständnis für die Notwendigkeit einer tiefen Atmung zu vermitteln. Atmung ist die Grundlage unseres Seins. Ohne Sauerstoff kein Leben. Im christlichen Glauben wird der Atem als Odem bezeichnet. Der Lebensatem, den Gott dem Menschen eingehaucht hat und der somit die Grundlage der Existenz ist. Ausgehend von dieser Erkenntnis nimmt Atmung in der TRAGER-Methode einen sehr hohen Stellenwert ein.

Viele Übungen, egal ob MENTASTICS oder Tischarbeit, zielen darauf ab, tiefe, bewusste Atemübungen zu machen. Den Brustkorb zu dehnen, die Lungenflügel zu weiten, um so ein tiefes Gefühl von mehr Raum, Freiheit und Leichtigkeit bei der Atmung zu erreichen. Ein einengendes Gefühl im Brustkorb hemmt unsere freie Atmung. Dies kann durch Muskelverkürzungen, bedingt durch arbeitsplatzbedingte Fehlhaltungen oder Schonhaltungen nach Unfall oder Krankheit, herbeigeführt worden sein. Es geht darum, durch Übungen und Körperwahrnehmung der Enge entgegenzuwirken und durch ein neues Gefühl der Freiheit zu ersetzen, dieses zu erinnern, umzusetzen und somit in die tiefe Bewusstseinsebene zu übertragen. Freiheit im Brust-, Rücken,- Schulterbereich gibt mehr Raum zum Atmen. Alles wird offener, die Atemzüge werden tiefer und die Sauerstoffversorgung verbessert sich. Ist der Körper ausreichend mit Sauerstoff versorgt, verbessert sich die Leistungs- und

Konzentrationsfähigkeit.

Die Sauerstoffsättigung ist erhöht, und wir fühlen uns wacher, wohler und lebendiger. Müdigkeit, Kopfschmerzen, Leistungsabfall und Antriebslosigkeit können dadurch reduziert werden, was zu einer höheren Lebensqualität und einem besseren Lebensgefühl beitragen kann. TRAGER wird deshalb niemals anstrengend sein. TRAGER wird bei all seinen Techniken stets auf Leichtigkeit und Entspannung ausgelegt sein, um tiefe, bewusste Atemzüge beim Klienten hervorzubringen. Atemzüge, die entstehen, wenn der Körper loslässt und in die Entspannung kommt. Wohltuende, genussvolle Atemzüge, die während der passiven Körperarbeit auf der Liege auftauchen oder durch gemeinsame Übungen bewusst herbeigeführt werden. Die Freiheit und Leichtigkeit der Atmung steht stets im Mittelpunkt einer TRAGER-Sitzung.

Körperwahrnehmung und soziales Leben

Viele Menschen leiden an sozialem Rückzug und Einsamkeit. Vor allem ältere Menschen vereinsamen zunehmend. Einsamkeit resultiert aus einer mangelnden bewussten Wahrnehmung heraus. Mit einer gezielten, bewussten Körperwahrnehmung, einer Selbstwahrnehmung liegt die Aufmerksamkeit immer bei einem selbst. Habe ich eine gesunde Selbstwahrnehmung, habe ich einen achtsamen Umgang mit mir selbst. Eine Selbstfürsorge, die ich mir täglich neu zukommen lasse. Verliere ich diese, verliere ich die Aufmerksamkeit mir selbst gegenüber. Nehme ich mich nicht mehr wahr, wie ich es tun sollte, gehen mir viele Interessen und Tätigkeiten verloren, die vorher für mein Wohlergehen sorgten. Eine bewusste Wahrnehmung kann z.B. sein, dass mir der tägliche Spaziergang, die frische Luft, die ich dabei atme, und die Bewegung gesundheitlich sehr guttun. Ähnlich kann es sein, wenn ich zum Schwimmen, zum Tanzen oder zum Singen gehe, regelmäßig Sport betreibe oder ein Instrument spiele.

All diese Aktivitäten fördern nicht nur mein Wohlbefinden, meine Stimmung und meine körperliche Konstitution, sondern sorgen auch für soziale Kontakte. Selbstwahrnehmung bezieht sich aber auch auf das Äußere. So habe ich auch bei diesen Aktivitäten, die ich für mein Wohlbefinden ausübe, ständig sozialen Kontakt zu anderen. Sei es beim Friseur, im Nagelstudio oder bei der Massage. Es finden immer Kommunikation und ein sozialer Austausch statt. Verschwinden diese Selbstwahrnehmung und Selbstfürsorge, verschwindet auch der Antrieb, etwas für mich zu tun. Schnell gleitet man ab in Bequemlichkeit und Trägheit, insbesondere nach langer Krankheit oder langen Genesungsprozessen. Alles erscheint anstrengend und man lässt sich „einfach gehen". Die Reaktionsfähigkeit auf die Wahrnehmung ist sicherlich erhalten und vielleicht ist auch eine Unzufriedenheit mit sich selbst vorhanden – nach einem Blick in den Spiegel, jedoch fehlt die bewusste Wahrnehmung, um zu erkennen, dass es einer Änderung der Lebenssituation bedarf. Nicht mehr an Prozessen teilzunehmen, die einst gesundheitsfördernd waren, hat nicht nur negative Konsequenzen auf Geist und Körper, sondern führt auch zu sozialem Rückzug. Es besteht leicht die Gefahr, sich aufzugeben und zu resignieren. Wichtig ist daher, sich immer zu erinnern, wie es einmal war, dieses Gefühl abzurufen und daraus die Motivation ziehen, etwas zu ändern. Den Zustand, wie er sein sollte, wieder herzustellen. Mit dieser Erinnerung arbeitet auch TRAGER. Wie war mein Bewegungsmuster vorher? Wie war mein Zustand vorher und was brauche ich, um diesen Zustand wieder zu erreichen? Wie könnte es für mich in meiner Situation jetzt freier und leichter werden?

Wie soll mein Zustand sein, um was wieder zu machen? Um sich aber diese Fragen stellen und beantworten zu können, braucht es eine bewusste Körperwahrnehmung. Diese gilt es zu erinnern und abzurufen. Habe ich dieses Gefühl wiedergefunden, werde ich auch die Antworten auf meine Fragen finden und zu meiner Selbstfürsorge zurückfinden.

Achte ich wieder bewusst auf mich, werden verloren gegangene Aktivitäten wieder aufgenommen, was auch zur Wiederaufnahme sozialer Kontakte führt und der Vereinsamung entgegenwirkt.

Eine TRAGER-Sitzung ist jetzt nicht als primäres Hilfsmittel gegen Einsamkeit zu sehen, jedoch kann es den Prozess der Selbstwahrnehmung und Selbstfürsorge unterstützen oder erneut aktivieren und trägt somit seinen Teil gegen die Vereinsamung bei.

Ebenfalls bewirkt eine TRAGER-Sitzung keine Wunder und ist keine Initialzündung für sofortige Aktivität und Bewegung, sie kann jedoch helfen, dieses Gefühl wiederzufinden und Anreize schaffen.

Hat der Klient das Gefühl der ihm wohltuenden Bewegungen wiedergefunden, ist er auch gewillt, dem wieder vermehrt nachzugehen. Die Wiederaufnahme von Aktivität bringt nicht nur gesundheitlichen Nutzen und eröffnet neue Perspektiven, sondern stellt auch wieder soziale Kontakte her. Soziale Kontakte und Kommunikation erweitern den Geist und ermöglichen eine andere Denkweise. Je besser der psychische, geistige Zustand ist, desto mehr spiegelt sich dies in unserem Körper wider. Ein gesunder Körper, der Wertschätzung und Achtsamkeit im Umgang mit ihm erhält, ist in der Lage, seine Anforderungen zu erfüllen, und hilft uns, an der Gesellschaft teilzunehmen und uns den Dingen zuzuwenden, die uns Kraft und Freude bereiten. Dies wiederum ist ein entscheidender Faktor für eine gesunde, motivierte Denkweise.

TRAGER fördert auch in diesem Beispiel, den Kreis der ganzheitlichen Betrachtungsweise von Körper, Geist und Seele zu schließen.

Immobilität im Geist und im Körper führt zu Isolation. Körperliche Mobilisation alleine reicht oft nicht aus, um wieder eine Teilnahme am Leben zu ermöglichen. Es muss auch der Verstand geweckt werden, das „Wollen“, um einen (Heilungs-)Prozess in Gang zu bringen.

Der Sinn und die Motivation dahinter, etwas zu tun, ist das, was uns alle antreibt. Diesen zu finden, obliegt einzig und allein der eigenen Wahrnehmung / Körperwahrnehmung.

TRAGER mobilisiert Körper und Geist und fördert somit ebenfalls ein soziales Umfeld und soziale Strukturen. Hilft seine „Mitte“ zu finden, und hilft, inneren (Seelen-)Frieden zu fühlen. Ein Gefühl, das zu erlangen bzw. wiederzuerlangen, zu schützen und zu pflegen, wir alle bestrebt sein sollten.

Körperwahrnehmung und Berührung

Berührung ist neben der verbalen Kommunikation, Mimik und Gestik ein uraltes Mittel der Kommunikation, wenn nicht sogar das älteste und das erste, welches der Mensch erlernt. Der Urinstinkt resultiert aus der Berührung und vermittelt neben Kommunikation Gefühle.

Gefühle wiederum dienen der Kommunikation. Wenn ich jemanden in den Arm nehme, vermittelt dies eine Vielzahl von Gefühlen und Informationen. Trost, Sicherheit, Geborgenheit, Schutz, Liebe, Achtsamkeit ... Je nach der Situation und dem Grund wird diese nonverbale Kommunikation automatisch Gefühle und Empfindungen vermitteln, sowohl beim Empfänger als auch beim Geber. Ein gehaltenes Kind wird sich stets sicher fühlen, getröstet und geliebt. Während der Vater oder die Mutter diese Gefühle aufnehmen und wiedergeben, werden zusätzlich noch andere Gefühle in ihnen geweckt werden. Der Beschützerinstinkt, Hingabe, Verständnis, aber auch der achtsame Umgang mit dem kleinen, zerbrechlichen Wesen. Unsere Körper kommunizieren miteinander und jede Berührung, jeder Kontakt, löst einen Impuls und ein Gefühl aus. Dies kann angenehm, aber auch unangenehm sein. Nicht alles, was wir an Berührungen empfangen, muss für das einzelne Individuum angenehm sein. Wir empfinden unterschiedlich und reagieren auch unterschiedlich. Es gilt daher der Grundsatz, immer eine angenehme Berührung oder Bewegung zu finden, um somit einen positiven Impuls für die nächste Berührung oder Bewegung zu fühlen.

Berührung erfolgt aber nicht nur durch andere, sondern auch durch uns selbst. Bilder eines Ungeborenen im Mutterleib zeigen, dass sich der Fötus selbst erkundet, sich streichelt und umarmt. Diese Art der Selbstberührung kann auch als Selbstliebe oder Selbstachtung bezeichnet werden. Der Grundsatz der Liebe und Achtung ist die Selbstliebe und Selbstachtung. Nur wenn ich mich selbst liebe und achte, kann ich dies auch einem anderen entgegenbringen. Bitte erinnern Sie sich einmal, wie oft Sie sich selbst berühren, sich einfach über den Oberschenkel streichen oder am Unterarm berühren. Falls Sie sich nicht daran erinnern, achten sie doch in Zukunft auf solche Momente. In diesen Situationen wird immer etwas Außergewöhnliches sein. Vielleicht sind Sie gerade im Stress, in positivem oder negativem. Vielleicht warten Sie auf eine Nachricht oder es geht Ihnen gerade so richtig gut. Egal, was es ist, es bewirkt, dass wir uns in der einen oder anderen Weise berühren, um somit ein Gefühl zu erzeugen, das uns beruhigt, entspannt, Schutz oder Trost spendet. Selbstliebe und Berührungen führen auch in der Pubertät zur Selbstentdeckung, helfen uns, unseren Körper zu erforschen, kennenzulernen, mit ihm umzugehen, auch auf die Sexualität bezogen. Sich zu berühren, ist das Natürlichste auf der Welt. Selbstberührung ist Selbstwahrnehmung.

Ein weiterer Grundsatz neben der Atmung, auf dem der TRAGER-Ansatz basiert, ist deshalb die Berührung. Berührung als Mittel der Kommunikation zwischen Praktiker und Klient, aber auch als individuelle Rückmeldung für Praktiker und Klient.

Die Berührungsqualität, welche der Klient empfindet, wird stets sanft, zärtlich und absichtslos sein. Für den Praktiker hingegen steckt noch weitaus mehr dahinter. Jedes Fühlen, Auflegen der Hände oder Ausstreichen eines Körperteils gibt zahlreiche Informationen. Es ist nicht nur ein Ausstreichen, auch wenn es vom Klienten als solches angenehm empfunden wird, es ist ein Fühlen von Haut, Gewebe, Muskeln. Ein systematisches Erkunden und Analysieren von dem, was der Praktiker unter den Händen hat. Beschaffenheit, Struktur, Gewicht, Beweglichkeit, Temperatur,

Lockerheit, Spannung sowie Rückmeldung. Rückmeldung bezogen auf „Was lässt der Körper des Klienten zu, wenn ich ihn berühre? Wie reagiert er auf meine Berührungen? Lässt er eher los, findet er es als angenehm und vertraut mir? Oder spannt er an, weil er noch unsicher ist mit dem, was ich mache? Oder findet dieser anspannungsbedingte Rückzug durch Traumata statt, an die sich der Körper erinnert?" Jeder Körper reagiert auf eine Berührung individuell. Die Aufgabe des Praktikers ist es, dem Aufmerksamkeit und Achtsamkeit zu geben und dementsprechend darauf zu reagieren, indem mehr oder weniger Impuls in eine Berührung gegeben wird. Der Praktiker wird stets nur mit dem arbeiten, was ihm der Körper des Klienten gibt bzw. erlaubt. Nie wird eine Bewegung erzwungen werden. Der Körper muss nichts ausführen, zu dem er nicht bereit ist. TRAGER-Arbeit soll sanft überzeugen, ein Bewegungsmuster auszuführen. Zu keinem Zeitpunkt soll Anstrengung für Klient oder Praktiker entstehen. Bewegung ist Kommunikation, was bedeutet, dass auf diese Weise Praktiker und Klient miteinander kommunizieren und Gefühle vermittelt werden. Der Praktiker wird immer in seiner Aufrichtung bleiben und seine Griffe in Leichtigkeit und Wohlgefühl vermitteln. Strengt sich der Praktiker bei seiner Ausführung an, wird dieses Gefühl der Anstrengung dem Klienten vermittelt und führt zu Anspannung. Wird ein Gefühl der Leichtigkeit vermittelt, so kommt auch dieses beim Klienten an und führt zu Entspannung.

Eine TRAGER-Sitzung soll zu einem entspannten, angenehmen Ergebnis für beide Beteiligte führen. Berührung ist als ein Mix aus bewusster Körperwahrnehmung und Spiel mit Gewicht und Bewegung anzusehen.

Berührung vermittelt Vertrauen. Dies ist sehr wichtig,

damit der Klient „loslassen“ kann. Vertrauen ist ein Gefühl der Sicherheit, welches zu Entspannung führt, wenn es erreicht ist. Fühlt sich der Klient sicher und gut aufgehoben, wird er in einen tiefen Zustand der Entspannung gleiten können. Die Qualität der Berührung ist deshalb entscheidend. Für das richtige Maß wird sich der Praktiker Rückmeldung durch Fragen holen, um seine Berührungen individuell auf den Klienten abstimmen zu können. „Darf es mehr oder weniger Druck sein? Kann ich noch mehr im Gewebe einsinken? Soll mehr oder weniger Längung erfolgen? Darf es etwas mehr oder weniger, schneller oder langsamer sein?“ Der Praktiker wird merken, was der Körper bereit ist zu geben oder welches Bewegungsumfeld ihm der Körper erlaubt. Jedoch ist er auf die Rückmeldung des Klienten angewiesen, um dessen Wünsche zu erfahren. So kann ich beispielsweise den Kopf auf einem freien Nacken hin und her rollen. Mit ihm spielen, als ob ich einen Ball in den Händen hätte oder eine Boje im Wasser herumschubse. Ob dies aber in dem Moment für den Klienten angenehm ist, weiß ich nicht. Trotz aller Möglichkeiten wünscht er sich vielleicht nur ein sanftes Wippen des Kopfes oder eine sanfte Streckung der Halswirbelsäule und ist von meinem vollen Einsatz und Ausschöpfung all meiner Möglichkeiten gar nicht begeistert. Hier greift nun wieder die Selbstwahrnehmung des Klienten. Will ich das überhaupt? Was braucht mein Nacken gerade? Was würde ich mir vom Praktiker jetzt wünschen? Ähnlich verhält es sich beim Praktiker. Auch er muss in der Körperwahrnehmung, oder wie es Dr. Milton Trager nennen würde, im „Hook up“ bleiben. Nicht ins Denken abrutschen und das ganze Repertoire an Griffen und Übungen abfeuern, sondern im Fühlen bleiben und merken, was braucht / will der Nacken des Klienten. Ebenso gilt es, den

Klienten achtsam im Auge zu behalten und zu merken, wenn ihm etwas zu viel oder unangenehm ist. Im Zweifelsfall gilt: „Für ein Feedback ist es niemals zu spät und man soll die Rückmeldung des Klienten einfordern.“ (Aussage von Martin Heigl / TRAGER Instruktor)

Fazit: TRAGER nutzt Berührungen zur Kommunikation und zur Körperwahrnehmung. Dadurch entsteht die Verbindung zwischen Klient und Praktiker, welche den vertrauensvollen Austausch ermöglicht. Alles basierend auf unsrem Urinstinkt der Berührung.

Ich hoffe, ich konnte Ihnen den Sinn der Körperwahrnehmung und den Zusammenhang mit TRAGER näherbringen und ebenso verdeutlichen, warum TRAGER Körperwahrnehmung und Bewegungsschulung ist, wie eines auf das andere übergreift und letztendlich ein geschlossener Kreislauf ist, welcher, wenn er intakt ist, uns das Gefühl von Leichtigkeit und Freiheit vermittelt und somit förderlich für unsere Gesundheit und unser Wohlbefinden ist.

Jetzt möchte ich Ihnen den Ablauf einer TRAGER-Sitzung im Detail näherbringen. Viele Informationen drumherum haben Sie bereits erhalten, doch nun zeige ich Ihnen auf, was Sie bei einer TRAGER- Sitzung tatsächlich erwartet und worauf Sie sich freuen dürfen.

Eine TRAGER-Sitzung hat einen gesundheitlichen und entspannenden Effekt. Es kann also sowohl eine „Wellnessbehandlung“ als auch eine therapeutische Anwendung sein. Dies ist abhängig vom Hintergrund des Praktikers. Der Wichtigkeit halber möchte ich daher auf dieses Thema nochmals eingehen, auch wenn ich es bereits an anderer Stelle angesprochen habe. Liegt eine Zusatzausbildung wie

Heilpraktiker, Physiotherapeut, Medizinischer Bademeister, Arzt oder eine gleichwertige Ausbildung vor, darf von einer therapeutischen Anwendung gesprochen werden. Ist dem nicht so, wird von einer Entspannungsmethode, einer Bewegungsschulung, einer Körperwahrnehmung oder einer Wellnessbehandlung gesprochen. An der Fähigkeit des Praktikers ändert das nichts. Die Ausbildung ist in ihrem hohen Qualitätsstandard die gleiche. Es sind rechtliche, bürokratische Unterschiede, die es zu beachten gilt. Wie anfangs schon erwähnt, lautet die Berufsbezeichnung daher entweder TRAGER-Therapeut, welcher mit Patienten arbeitet, oder TRAGER-Praktiker, welcher seinen Kundenkreis als Klienten bezeichnet.

Unabhängig vom Status wird als Selbstzahler oder Privatpatient abgerechnet. Eine Kostenübernahme durch die Krankenkasse, wie in anderen Ländern, ist in Deutschland nicht möglich.

Ablauf einer TRAGER Sitzung

Eine TRAGER Sitzung setzt sich aus vier Teilen zusammen.

- Dem Vorgespräch
- MENTASTICS
- Tischarbeit
- Nachgespräch (Recall)

Die Sitzung sollte immer in angenehmer Atmosphäre, mit genügend Zeit und Ruhe stattfinden. Vor allem bei der ersten Sitzung sollte zusätzliche Zeit eingeplant werden, da das erste Vorgespräch deutlich länger und detaillierter stattfindet als die darauffolgenden. Es geht hierbei um ein „sich kennenlernen", „Vertrauen aufbauen" und darum, Informationen zum Ablauf zu erhalten.

Planen Sie deshalb für Ihren Besuch immer genügend Zeit ein. Eine TRAGER-Sitzung kann zeitlich individuell gestaltet werden.

Zeitvariationen von 60 Minuten, 90 Minuten oder 120 Minuten sind nach Absprache zwischen Praktiker und Klient möglich.

Es wird empfohlen, nach der Sitzung keine anstrengenden oder stressigen Aktivitäten mehr zu planen. Ihr Körper und Geist kann komplett heruntergefahren sein und Sie fühlen sich, als ob Sie gerade aus dem Tiefschlaf erwacht wären. Körper und Psyche können den absoluten Nullpunkt erreichen. Keine Angst, das bedeutet nichts Negatives. Das bedeutet, dass die körperliche und die psychische Komponente in die absolute Entspannung gekommen sind und komplett vom Alltag, Zeit- und Raumgefühl losgelassen wurde. Einige Klienten bleiben oft noch bis zu 20 Minuten nach Behandlungsende auf der Liege und genießen dieses Gefühl, das sie erleben durften, fühlen nach und lassen es nochmals in Gedanken durch sich hindurchströmen. Vergleichbar in etwa mit einem Saunabesuch.

Nach mehreren angenehmen Schwitz-Runden begibt man sich in den Ruheraum, legt sich hin, genießt das wohltuende Körpergefühl, das einen durchströmt, spürt, wie gut sich der Körper anfühlt und wie frei die Gedanken sind. Die Augen werden geschlossen und es setzt ein Gefühl der Tiefenentspannung ein. Die Gedanken sind frei und wandern unbeschwert, der Körper fühlt sich leicht und angenehm an. Das Gefühl im Ganzen ist stimmig und wohltuend und es umgibt einen eine tiefste Zufriedenheit. Der Alltag ist weg. Alles wurde abgelegt. Das Gefühl für Zeit und Raum ist verschwunden. Nichts ist mehr wichtig oder belastend. Was zählt, ist dieses Gefühl der inneren Zufriedenheit und des Wohlbefindens. Das Gefühl des „Ich bin mir wichtig" und „Mir darf es gut gehen". An diese Momente und Gefühle erinnert man sich. Diese Erinnerung führt dazu, sich diese Gefühle erneut zukommen zu lassen. So wird es wohl nicht bei einem Saunabesuch bleiben, wenn man dies als wohltuend für sich entdeckt hat, sondern es in eine Regelmäßigkeit wandeln. So verhält es sich auch mit sportlichen Aktivitäten, Massagen, TRAGER-Sitzungen oder Ähnlichem.

Nun bin ich aber schon weit über das hinaus, was ich sagen wollte, und habe Ihnen schon Informationen zum Recall, der Erinnerung und des Abrufens von guten, wohltuenden Gefühlen und Emotionen gegeben.

Ich kam über das Beispiel des Saunabesuchs und der Gefühle, die er auslöst – die wohl besser bekannt sind als die nach einer TRAGER- Sitzung – zur Beschreibung des gefühlten Erlebten. Nach der TRAGER-Sitzung können Sie sich ebenso in einem solchen Zustand wiederfinden, und es wird empfohlen, um dieses Gefühl der Entspannung genauso beizubehalten, auf anschließende Aktivitäten zu verzichten. Lassen Sie das Gefühl auf sich wirken und kosten es aus, solange es anhält.

Auch ist es nicht ungewöhnlich, dass Klienten auf der Liege kurzzeitig oder auch länger einschlafen. Durchaus wurde ich schon aus meinem Fühlen, meiner Konzentration, dem „Hook Up“ durch mehr oder weniger sanfte Schnarchtöne gerissen. Aber auch das ist total ok.

Auch dies zeigt an, dass der Klient den Punkt der absoluten Entspannung, des „Loslassens“ wie auch des Vertrauens erreicht hat. In solchen Fällen wird die Behandlung einfach in der gleichen Weise fortgesetzt, bis der Klient wieder aufwacht. Sollte der Klient zum Ende der Sitzung hin ins Schlummerland eintauchen, so habe ich meine Klienten immer noch etwas schlafen lassen, bevor ich sie dann sanft weckte.

Egal, ob der Klient nun eingeschlafen ist oder in eine tiefe Entspannung gekommen ist, ist es ratsam, den Klienten noch etwas liegen zu lassen, bis dieser wieder wacher ist und sich der Kreislauf gekräftigt hat. Bei zu schnellem Aufstehen nach längerem Liegen stabilisiert sich der Blutdruck nur langsam und es kann zu Schwindel kommen. Ein ganz normaler physiologischer Vorgang, den der eine oder andere schon mal selbst erlebt hat. Es bietet sich ebenfalls an, dem Klienten beim Aufstehen behilflich zu sein und seine ersten Schritte zu begleiten. Hier kann beispielsweise auch eine MENTASTICS oder ein Recall-Erlebnis eingebaut werden. Wichtig ist, dass sich der Klient immer sicher aufgehoben und wohlbehütet fühlt. Aber auch dies ist ein zeitlicher Faktor, der bei der Planung berücksichtigt werden sollte. In einer TRAGER-Sitzung geht es immer um den Klienten. Er ist der Mittelpunkt und der Praktiker wird dem Klienten alle Zeit zur Verfügung stellen, die er benötigt. Wichtig ist nur, dass er oder sie diese auch mitbringt.

So, das waren die Informationen drumherum. Befassen wir uns nun mit Teil 1, dem Vorgespräch.

Das Vorgespräch

Das Vorgespräch dient dem gegenseitigen Kennenlernen, soll Informationen über den Gesundheitszustand des Klienten geben und über den weiteren Ablauf der Sitzung informieren. MENTASTICS und Tischarbeit werden ausführlich erörtert. Das Vorgespräch wird, je nach Hintergrund des Praktikers, rein informativ sein oder auch einen therapeutischen Ansatz haben. In beiden Fällen ist es wichtig, dass der Praktiker ausreichend über den Gesundheitszustand des Patienten informiert ist, um seine Behandlung dementsprechend zu planen.

Therapeutische Praktiker können zudem auf medizinische Aspekte der Krankheitsgeschichte eingehen und diese detaillierter hinterfragen oder Bezug nehmend auf mitgebrachte Befunde arbeiten. Dies ist alles ein „kann“ und keine Grundvoraussetzung für eine TRAGER-Sitzung.

Grundlegende Fragen sollten in etwa sein:

- „Was muss ich wissen von Ihnen?“
- „Gibt es etwas, das ich wissen muss und worauf ich besonders achten muss?“
- „Gibt es irgendwo Verletzungen oder Einschränkungen, die ich wissen sollte?“

- „Gibt es Bewegungen, die nicht möglich sind oder die Schmerzen verursachen?“
- Danach folgen Fragen zum Zustand des Klienten.
- „Wie ist Ihr jetziges Befinden und wo liegen die Probleme?“

(Dies ist keine therapeutische Fragestellung, sondern bezieht sich rein auf das momentane Befinden des Klienten. Körperlich und geistig).

- „Was erwarten Sie von dieser Sitzung?“
- „Was kann ich für Sie tun?“
- „Wie würden Sie Ihren Zustand beschreiben? Eingeengt, drückend, verkrampft, ziehend ...?“

(Hier gilt es, das **Gefühl** des empfundenen Leidens zu beschreiben. Wie empfindet es der Klient an sich).

- „Was wünschen Sie sich nach dieser Sitzung?“
- „Wie sollte es sich nach der Sitzung anfühlen?“

Sind die wesentlichen Fragen abgeklärt und hat der Praktiker alle Informationen, die für ihn wichtig sind, erhalten, wird der weitere Ablauf erklärt. Vor den Fragen sollte TRAGER zumindest kurz vorgestellt worden sein und es sollte ein Einblick über den Ablauf gegeben worden sein. Natürlich kann dies auch im vollen Umfang vor den Fragen erfolgt sein. Wenn nicht, ist es notwendig, auf folgende Punkte noch einzugehen.

Der TRAGER-Ansatz setzt an Berührungen an, arbeitet mit Berührungen. Diese sind im Vergleich zu anderen Methoden sehr sanft, einfühlsam, fast schon zärtlich, jedoch stets absichtslos und neutral. Es ist ein sanftes Berühren, Erkunden, Fühlen und Ertasten von Gewebe, Haut und Muskulatur. Diese Art von Berührungen wird der Klient vorab noch nicht bei einer Behandlungsmethode erfahren haben. Deshalb ist es meines Erachtens wichtig, ihn darüber zu informieren.

Berührungen sind am intensivsten, wenn ein direkter Haut-zu-Haut-Kontakt besteht. Dies ermöglicht dem Praktiker auch ein besseres Fühlen, eine bessere Körperwahrnehmung des Klienten als durch dicke Schichten von Kleidung. Dasselbe bezieht sich auch auf die Rückmeldung, welche der Klient durch die Berührungen des Praktikers erhält. Dicke Kleidung würde auch hier das Ergebnis oder den Impuls der Berührung verfälschen, da eine ganz andere Wahrnehmung entsteht.

Je weniger bedeckende Kleidung, umso besser der Kontakt, die Wahrnehmung und das Ergebnis. Es empfiehlt sich deshalb, Kleidung weitgehend, natürlich im eigenen Ermessen, abzulegen.

Körperregionen, welche nicht in Behandlung sind, werden mit einer Decke abgedeckt. Zu keinem Zeitpunkt liegt der Klient unbekleidet auf der Liege. Lediglich die Körperpartie, mit welcher der Praktiker aktuell arbeitet, wird unter der Decke hervorgeholt. Stets gilt es, die Privatsphäre zu wahren und den Klienten zu schützen. Ein Schamgefühl oder Unwohlsein darf nicht entstehen.

Sollte der Klient dies aus irgendwelchen Gründen nicht wollen oder in den ersten Sitzungen noch nicht dazu bereit sein (Thema Vertrauen aufbauen), kann alternativ dazu eng anliegende Kleidung, z.B. Leggings und figurbetonte Oberteile, getragen werden. Das Wohl des Klienten steht an erster Stelle und jeder Klient wird nur so viel ablegen, wie er es für sich vertreten kann oder bereit dazu ist. Trotzdem ist es wichtig, um einen optimalen Behandlungserfolg zu gewährleisten, den Klienten darauf hinzuweisen, keine weite, verrutschende Kleidung zu tragen und dies auch ausreichend zu begründen.

TRAGER ist eine Ganzkörperbehandlung, was bedeutet, dass der Praktiker von der Haarspitze bis zum großen Zeh arbeitet. Jede Körperregion fließt in die Behandlung mit ein.

Demzufolge finden auch Berührungen an intimnahen Zonen statt. Um Missverständnissen vorzubeugen, sollte dies meines Erachtens im Vorgespräch explizit erwähnt werden. Die Betonung liegt hier eindeutig auf intimnahen Zonen. In keiner TRAGER-Sitzung wird eine Berührung der Intimregion stattfinden. Immer wird der Praktiker um diese Bereiche herum arbeiten und niemals ein Gefühl der Aufdringlichkeit oder der Bedrängung vermitteln. Zonen, die dies betreffen, sind der Musculus Pectoralis, der Brustmuskel, der Musculus Gluteus, die Gesäßmuskulatur und die Adduktoren des Oberschenkels, die Muskulatur an der Innenseite des Oberschenkels.

An diesen Stellen ist sehr viel Gewebespannung vorzufinden, deren Lockerung sich auf viele weitere Muskelregionen und Faszien auswirkt. Eine Behandlung an diesen Stellen ist also durchaus als sinnvoll zu betrachten, welche der Klient auch als befreiendes, weitendes Gefühl wahrnehmen wird. Wundern Sie sich also bitte nicht, wenn der Praktiker an diesen Zonen seine Hände auflegt. Wichtig ist die Kommunikation, die Erklärung und das Vertrauen. Meistens ist das „komische Gefühl“, wenn es auftreten sollte, nur in der ersten und zweiten Sitzung präsent. Danach fühlt es sich vollkommen normal und vertraut an. Sollte es Sie stören, sprechen Sie dies bei Ihrem Praktiker einfach an. Er wird sofortiges Verständnis für Sie aufbringen. Zusätzlich wird der Praktiker in diesen Regionen darauf hinweisen, wo er nun seine Hände ansetzt, erklären, warum, Sie um Ihr Einverständnis bitten, sich Rückmeldung zukommen lassen und immer darauf bedacht sein, dass Sie ein gutes Gefühl dabei haben.

Nun, denke ich, sind alle wichtigen Punkte, die ein Vorgespräch beinhalten sollten, abgeklärt. Sollten Sie weitere Fragen oder Wünsche vor, während oder nach einer Sitzung haben, klären Sie dies bitte jederzeit mit Ihrem Praktiker ab.

Kommen wir nun zum nächsten Schritt und steigen direkt in die Behandlung ein.

MENTASTICS

MENTASTICS ist der **aktive** Teil einer TRAGER-Sitzung für den Klienten. MENTASTICS kann im Stehen, im Gehen, im Sitzen, im Liegen oder sonst aus irgendeiner Position heraus entstehen. MENTASTICS bedeutet übersetzt und vom Behandlungsansatz her „Mentale Gymnastik". Gymnastik, die sowohl gedanklich im Kopf stattfindet als auch körperlich durchgeführt wird. MENTASTICS ist der erste Schritt, sich selbst wahrzunehmen, sich selbst zu spüren, seinen eigenen Körper zu erkunden und sich Zeit für sich selbst zu nehmen. Nur wer sich selber kennt und fühlt, kann an seinem Bewegungsmuster etwas ändern. Das Grundverständnis einer Haltung, wie sie sein sollte, gilt es hier, begreiflich zu vermitteln. Nicht nur in Worten, sondern in der Fähigkeit, dies zu spüren, den Unterschied zwischen einer Aufrichtung und einem Buckel zu erkennen. Zu spüren, was eine normale Haltung ist, wie sie von Natur aus vorgesehen ist und was eine Fehlhaltung ist, die arbeitsplatzbedingt dem Körper aufgezwungen wurde, im Unterschied zu einer Schonhaltung, die nach Unfall oder Krankheit entstanden ist. Wenn ich z.B. zum Klienten sage, „schiebe dein Becken bitte nach links", so macht das nur Sinn, wenn der Klient überhaupt weiß, wo ist links, was ist mein Becken und wie bin ich fähig, dieses zu bewegen. Das alles hört sich vielleicht jetzt einfach an, die Praxis hat jedoch gezeigt, dass viele mit dieser Selbstwahrnehmung überfordert sind. Ähnlich verhält es sich mit jemandem, der stundenlang am Schreibtisch sitzt. Seine Haltung wird sich der Arbeitsposition anpassen: Rundrücken, hochgezogene Schultern und ein nach vorne gestreckter Kopf wie bei einer Schildkröte, dazu die Nackenmuskulatur deutlich mehr ausgeprägt. Diese Haltungsform wurde für den Betroffenen zu einer „normalen Haltung“. Er kennt sie nicht mehr anders. Es war ein schleichender Prozess der Verformung, der vermutlich wissentlich nicht einmal registriert wurde. Wenn ich diesem Menschen jetzt sagen würde: „Richte deinen Rücken gerade auf, lass deine Schultern hängen und nimm deinen Hals zurück“, so würde er mir höchstwahrscheinlich antworten: „Mein Rücken ist gerade, meine Schultern locker und mein Hals hinten.“ Für diesen Klienten sind seine Haltung und die darauf bezogene Wahrnehmung normal geworden. Er kennt oder kann sich an kein anderes Muster mehr erinnern. Dieser Klient muss also erst wieder andere Bewegungsmuster kennenlernen, um zu vergleichen und zu erkennen, wie es sein sollte. Vermittelt man ihm das Gefühl von freien, leicht nach unten hängenden Schultern, oder einer in sich aufgerichteten Wirbelsäule, so wird er den Unterschied fühlen. Wenn er es fühlt, wird er es auch verstehen und bereit sein, etwas zu einem positiveren Gefühl hin zu ändern.

Das Grundverständnis für Bewegung und Körperausrichtung sowie Bewegungsmuster und Bewegungsabläufe zu spüren, zu fühlen und darauf zu regieren, das ist MENTASTICS.

Hört sich kompliziert an, ist aber das Einfachste auf der Welt. Überlegen Sie einfach, was tut mir gut und dann machen Sie diese Bewegung. Sitzen oder stehen Sie kurz still, schließen die Augen und nehmen Ihren Körper wahr. Wie fühlt er sich an? Reisen Sie durch ihn hindurch. Wie ist der Nacken? Die Arme, die Schultern? Die Beine? Auf Ihrer Reise wird Ihnen plötzlich ein Impuls begegnen, der Sie zu einer Bewegung einlädt. Sei es ein Ausschütteln des Handgelenks, das Kreisen mit dem Kopf, ein Rotieren der Schulter, ein Pendeln im Rumpf oder ein Kicken mit den Beinen. Egal, was es ist, gehen Sie dem nach und fühlen, wie es sich anfühlt und was es in Ihnen bewirkt. Aus dieser Bewegung heraus wird ein neuer Impuls entstehen und eine neue Bewegung wird stattfinden. Dies kann ein Ausschütteln des ganzen Armes sein, ein schnelleres Vor- oder Rückwärtskreisen der Schulter, eine andere Kopfbewegung ähnlich einem Nicken oder ein schnelleres, impulsiveres Kicken mit den Beinen. Lassen Sie Ihrem Bewegungsfluss einfach freien Lauf und seien Sie neugierig, was daraus entsteht. Egal, was es ist, es wird immer eine wohltuende, angenehme Bewegung für Sie sein. Unterstützen kann man das Ganze noch mit visuellen Bildern, z.B. Wassertropfen vom Arm schütteln, einen Ball oder eine Dose kicken, durch Wasser laufen oder auf Sand oder Moos gehen. Es ist ein „sich darauf einlassen", um Bilder oder Vorstellungen zu finden, die einen ansprechen und ein gutes Gefühl vermitteln.

Es geht immer um das, was Sie wollen, was Ihnen guttut und womit Sie sich identifizieren können. Eine andere Art der Visualisierung kann auch sein, Bilder zu projizieren, die ein befreiendes Gefühl vermitteln. Bei einer Verspannung oder einer Blockade z.B. empfiehlt es sich, das Gelenk vor Augen zu haben, wie es sich schwer bewegt und in seiner Bewegung eingeschränkt ist. Um diese freier zu bekommen, nutzt man die Kraft der Vorstellung. Der Gedanke daran, wie es sich frei bewegt, wie die Bewegungen leicht, frei und flüssig sind. Ein Bild kann auch sein, dass das Gelenk wie von einem Schraubstock gehalten wird. Nun löst sich dieser Schraubstock, man öffnet ihn, gibt Öl dazu und spürt, wie geschmeidig es plötzlich wird, wie die Umklammerung lockerer wird und immer mehr Spielraum und Freiheit im Gelenk entsteht. Die Möglichkeiten sind hierbei grenzenlos. Alles in Ihrer Vorstellung ist möglich. Ich kann Ihnen nur raten, es auszuprobieren, und vielleicht finden Sie ja die Möglichkeit, die Sie am besten anspricht und mit der Sie am meisten Erfolg haben.

MENTASTICS kann ebenso unterstützend durchgeführt werden und vermittelt hierbei ein ganz neues und leichteres Gefühl. Dies passiert, indem die Bewegungen des Klienten durch den Praktiker unterstützt werden. Nicht im großen Ausmaß, sondern nur im ganz kleinen Rahmen. Oftmals genügt es, wenn der Praktiker seine Hände zu den fließenden Bewegungen des Klienten nur auflegt, um ein ganz anderes Bewegungsgefühl herbeizuführen. Oder er begleitet Sie in einer ganz sanften Art und Weise. Schwingt der Klient z.B. seine Arme, so stupst sie der Praktiker in der Vorwärtsbewegung von hinten an und gibt somit mehr Leichtigkeit und Geschwindigkeit in den Ablauf. Dasselbe kann auch im Gehen praktiziert werden. Das normale Gangmuster wird durch ein leichtes, kaum merkbares Anschieben durch den Praktiker unterstützt, indem der mit seinen Händen den Beinbizeps, den hinteren Teil des Oberschenkels des Klienten in der Gehbewegung anstupst. Probieren Sie es ruhig einmal aus und Sie werden eine neue Bewegung in der doch so vertrauten Bewegung feststellen. Auch hier gilt es, experimentierfreudig zu sein. Um das Ganze noch verständlicher zu machen, zeige ich Ihnen ein Beispiel aus dem Bodybuilding auf. Beim Bankdrücken werden oft sogenannte Intensivwiederholungen gemacht. Dies sind Wiederholungen, die alleine nicht mehr möglich wären und bei denen die Person auf Hilfe angewiesen ist. Verwendet wird diese Trainingsweise, um das Letzte aus dem Muskel herauszuholen, die Kraft-Ausdauer-Leistung zu steigern und um Muskelwachstum anzuregen.

Der Helfer legt oftmals nur seine Hände mit an die Stange

und signalisiert so, zu helfen, das Gewicht nach oben zu bewegen. Das Gewicht, das hierbei herausgenommen wird, liegt tendenziell bei 1 bis 2 kg. Dies genügt aber schon, um zu erreichen, dass derjenige, der die Übung ausführt, das Gewicht nach oben stemmt. Die Wahrnehmung spielt sich primär im Kopf ab. Der Verstand sagt uns, „jetzt geht es leichter“, weil jemand zusätzlich mit am Gewicht zieht. Der Körper hingegen wird die Unterstützung kaum realisieren. Er ist nur Übermittler, in dem Fall zum Gehirn. Wenn jemand nicht mehr in der Lage ist, 150-kg-Bank zu drücken, wird er es aus rein körperlicher Sicht auch nicht mehr schaffen, 148 kg zu drücken. Der Körper erkennt das Gewicht nicht. Ihm ist egal, was er drückt, solange er es kann. Kommt er an seine Belastungsgrenze, macht er schlapp. Das ganze Geschehen ist ein mentales Geschehen. Der Verstand registriert, es geht leichter. Auf diese Erkenntnis kommt er, weil visuell wahrgenommen wird, jemand packt mit an. Dieser Impuls, der im Kopf entsteht, genügt, um ein anderes Körpergefühl zu erzeugen. Das Gefühl „es geht jetzt leichter“, welches der Körper dann umsetzt und das Gewicht hochstemmen kann.

Eine kleine, unterstützende Bewegung kann uns körperlich und geistig in eine ganz andere Wahrnehmung bringen, uns ein ganz anderes Gefühl wiedergeben, was zu einem neuen oder anderen entdeckten Bewegungsmuster und Umfang führen kann. Testen Sie es aus und lassen Sie das dabei entstehende Gefühl auf sich wirken. Jedes Körperteil kann dazu verwendet und jede Bewegung unterstützt werden.

MENTASTICS ist spielerisch und ungezwungen. Experimentierfreudig und leicht in der Bewegung. Sie tun nichts anderes, als mit Ihrem eigenen Körper zu spielen: mit dem Gewicht und der Bewegung, unterstützt durch die Kraft Ihrer

Gedanken. Damit Sie dieses Spiel nicht alleine spielen, wird der Praktiker Ihre Bewegungen spiegeln, um sich in Sie hineinzuversetzen, Sie und Ihre Bewegungen zu fühlen, Sie besser zu verstehen. Diese Spiegelung in der Bewegung setzt auch Impulse beim Praktiker. Das können dieselben wie bei Ihnen sein oder ganz andere. Genauso verhält es sich bei der Visualisierung. Dieselben Bewegungsabläufe können ganz andere Bilder beim Praktiker hervorbringen als bei Ihnen. Sich darüber auszutauschen, ist ebenfalls Teil der MENTASTICS. Neue Impulse zu erhalten und auszuprobieren.

Vielleicht spricht es Sie ja an und lädt zur Nachahmung ein, was Ihnen der Praktiker aus seinem Empfinden heraus präsentiert und vorschlägt. Durch diesen Austausch entstehen immer neue Bewegungen, Impulse und Denkmuster. Es entsteht ein Wechselspiel zwischen einem gedanklichen und körperlichen Austausch, stets darauf ausgerichtet, für Sie die angenehmste Position und Bewegung zu finden. All diese gefundenen Bewegungen oder Übungen können jederzeit in den Alltag des Klienten integriert werden, vielleicht sogar zu einem kleinen Ritual werden, indem man sich täglich nur fünf Minuten Zeit nimmt, diese für sich wohltuenden Bewegungen nochmals zu wiederholen.

MENTASTICS kann beliebig lange durchgeführt werden. Zeitfenster von fünf Minuten bis zu einer Stunde oder mehr sind hier keine Seltenheit. Sie können MENTASTICS für sich alleine machen, zusammen mit ihrem Partner, Ihren Kindern oder in der Gruppe.

MENTASTICS bietet so viele spielerische Möglichkeiten und Ansätze, sich selbst etwas Gutes zu tun und sich selbst immer weiter zu entdecken. MENTASTICS findet auch nie ein Ende, denn aus allen abgeschlossenen Bewegungen entstehen neue. MENTASTICS ist fließend und entsteht aus der Bewegung. Vergleichbar mit einem fließenden Fluss. Das Wasser fließt ständig, doch niemals gleich. Alle Einflüsse, wie der Untergrund des Flussbetts, äußerliche Faktoren wie Äste oder Steine im Bachlauf oder Wettereinflüsse führen zu einer immer anderen Strömung.

So strömt auch MENTASTICS immer wieder aufs Neue durch unseren Körper und bringt wunderbare Veränderungen mit sich. Immer am Grundsatz des Lebens orientiert: Bewegung ist Lebendigkeit. Solange wir uns bewegen, werden auch das Leben und die Quelle des Wohlbefindens durch uns fließen. Ein Hinweis darauf ist auch eine Textstrophe aus dem Lied von Peter Maffay „Ich wollte nie erwachsen sein." Die ich hier kurz zitiere: „…erst dann, wenn ichs nicht mehr spüren kann, weiß ich, es ist für mich zu spät, zu spät, zu spät …"

Abschließend möchte ich sagen, dass MENTASTICS kein kompliziertes Geschehen ist, sondern ein natürlicher Prozess, ein „Geschehen lassen" von wohltuenden, förderlichen Bewegungen, wie wir sie von Geburt an in uns tragen. Ein Prozess des freien unbeschwerten Bewegens.

Wer sich tiefer mit MENTASTICS befassen möchte, dem empfehle ich das Buch des Erfinders von MENTASTICS zu lesen, Dr. Milton Trager. Aus MENTASTICS heraus entstand TRAGER. Der Grundpfeiler eines einzigartigen Behandlungskonzeptes. Somit ist es ein wahrhaftiger Wissensschatz und Grundlage für alle TRAGER-Interessierten sowohl zur Eigen-Anwendung als auch als Anleitung.

Titel: Milton Trager / Cathy Guadagno Hammond –
Meditation und Bewegung
TRAGER MENTASTICS

Tischarbeit

Tischarbeit ist der **passive** Teil einer TRAGER-Sitzung, zumindest für den Klienten. Dieser darf auf der Liege Platz nehmen und seine einzige Aufgabe ist es, nichts zu tun. Wobei das so auch nicht ganz richtig ist. Neben dem „Nichts tun“ und der Entspannung sollte er auf seinen Körper hören, welche Rückmeldung ihm dieser während der Sitzung zukommen lässt. Diesbezüglich wird der Praktiker auch immer wieder Feedback einfordern, um noch besser und intensiver auf den Klienten eingehen zu können.

Vieles zum Thema Tischarbeit habe ich in den vorangegangenen Kapiteln bereits angesprochen, daher möchte ich jetzt auf die reine Tischarbeit eingehen, die Arbeitsweise des Praktikers aufzeigen, damit Sie einen Eindruck bekommen, was mit Ihnen auf einer TRAGER-Liege passiert. Es handelt sich um eine Ganzkörper-Behandlung. Sie werden sowohl auf dem Bauch wie auf dem Rücken liegen. Alternativ dazu kann auch die Seitenlage gewählt werden. Sie können sich selbstverständlich auch nur für eine Lagerungsform entscheiden. Alle Körperregionen werden in eine Sitzung miteinbezogen. Beginnend in Rückenlage am Kopf, über die Schultern und Arme zu den Beinen, weiter zu Rumpf, Bauch und Brustkorb. Danach erfolgt der Wechsel in die Bauchlage und der Praktiker wird wieder im Uhrzeigersinn, beginnend am Kopf mit der Behandlung starten. In Absprache und je nach Wunsch des Klienten können auch nur einzelne Regionen in unterschiedlichen Lagerungen behandelt werden. Jede Konstellation ist möglich und jede Sitzung flexibel gestaltbar.

Zu Beginn wird der Praktiker seine Hände einfach nur auf den Brustkorb oder die Schulterpartie legen. Die Landung der Hände wird sanft sein, ähnlich dem Versuch, seine Hände auf der Wasseroberfläche abzulegen, oder vergleichbar mit einem Blatt, das auf der Wasseroberfläche aufsetzt, nachdem es zuvor vom Wind durch die Luft gewirbelt wurde. Sanft und weich sollen die Hände spürbar sein, um den ersten Kontakt zwischen Praktiker und Klient aufzubauen. Ein leichter Druck des „Ankommens“ soll vermitteln, „Hallo, ich bin jetzt da.“ Vielleicht ist Druck auch nicht der richtige Ausdruck und hört sich etwas hart an für diese weiche Landung.

Es wäre besser, es mit einem Einsinken in das Gewebe zu beschreiben. Dies gibt dem Praktiker erste Rückmeldungen. Wie weit gibt der Brustkorb oder der Schultergürtel in die Tiefe nach? Wie hart oder wie weich ist der Untergrund, auf dem meine Hände aufliegen?

Wie ist die Körperspannung des Klienten? Das Einsinken wird mit derselben Achtsamkeit erfolgen, als ob der Praktiker sein Gewicht auf rohe Eier legt. Nur so weit, bis ein natürlicher Widerstand kommt. Nie über diese Grenze hinaus. Das Ei soll gefühlt und die Härte der Schale erkundet werden. Die Schale soll aber nicht brechen oder einen Sprung bekommen. Dieses „Ankommen“ ist nicht nur die erste körperliche Kontaktaufnahme, sie dient auch der mentalen Vorbereitung auf die Sitzung. Dies kann unterschiedlich lang dauern, und Impulse zum Start können von beiden Seiten ausgesendet werden. Am Klienten ist dies meistens durch einen tiefen, befreienden Atemzug oder einer tiefer werdenden, flacheren Atmung zu erkennen. Das erste Anfangssignal für eine Entspannung ist eingetreten und der Klient ist bereit, loszulassen. Der Praktiker wird es fühlen, wenn er eine Gewebeantwort empfängt, die ihm das Signal gibt zu beginnen, oder wenn er ins „Hook up“ gekommen ist, was ihn wegbringt vom Denken und ins Fühlen gleiten lässt. Fühlen ist das Handwerkszeug des Praktikers. Bewegung und Gewebe muss zuerst gefühlt werden, bevor weitergedacht werden kann, gemäß dem Ansatz von Dr. Milton Trager, „Was wäre noch weicher als das? Was wäre noch freier als das?". Dementsprechend wird der Praktiker seine Sitzung mit einem sanften Ausstreichen der jeweiligen Körperregion beginnen. Was vom Klienten eventuell „nur" als Ausstreichen oder Streicheln empfunden wird, ist aber weitaus mehr. Es ist ein Erkunden und Skulptieren von Gewebe, Haut und Muskulatur. Ein Austesten der Grenzen von Verschiebbarkeit und Beweglichkeit aller Strukturen. Wo ist Weichheit? Wo ist Härte? Wie viel Gewebe erhalte ich? Wo ist Anspannung und Verhärtung? Dieses Ausstreichen ist einem Scanner ähnlich, der detailliert Abschnitt für Abschnitt erfasst.

Erst oberflächlich und dann systematisch in die Tiefe gehend. Struktur für Struktur bis zum Gewebeansatz am Knochen und an den Faszien.

Danach erfolgt ein Spielen mit dem Körpergewicht des Klienten. Wie schwer sind der Kopf, der Arm oder das Bein? Hält der Klient fest oder kann er loslassen und Gewicht abgeben, sich vertrauensvoll in die Hände des Praktikers fallen lassen? Zudem erhält der Praktiker Hinweise über die Beweglichkeit. Welche Bewegungen sind in welchem Umfang und Radius möglich? Wo liegen Einschränkungen, Blockaden und Grenzen? Dies wird der Praktiker während der Sitzung immer wieder wiederholen, um Veränderungen festzustellen.

Gemäß dem Erkundeten und den vorgefundenen körperlich möglichen Bewegungen des Klienten wird der Praktiker nun mit Griffen aus der TRAGER-Therapie beginnen. Der

Praktiker wird nur mit dem arbeiten, was ihm der Klient zur Verfügung stellt. Zu keiner Zeit wird eine Bewegung erzwungen oder unter Schmerzen ausgeführt werden. Dazu können die Handgriffe variieren und sich ständig der neu vorgefundenen Situation anpassen. Hat sich beispielsweise eine Blockade oder Anspannung gelöst, kann auf diese neu erlangte Freiheit mit neuen Griffen aufgebaut werden. TRAGER passt sich immer der jeweils vorgefundenen Situation an und verfügt über genügend Techniken, um darauf zu reagieren. Es ist immer ein ständiges Pendeln zwischen Aktion und Reaktion, Wahrnehmung und Impuls.

Bei fast jeder anzuwendenden Technik nutzt der TRAGER-Praktiker die Kommunikation über Wellen. Alles Leben kommuniziert über Wellen. Lichtwellen, Schallwellen, Vibrationen. Dieses Wissen macht sich TRAGER zunutze. Durch sanfte, leichte, wellenartige Bewegungen werden Impulse vermittelt. Dies geschieht durch rhythmisches Schwingen oder Schaukeln der sich gerade in Behandlung befindenden Körperregionen. Gewebe wird „eingesammelt" und in Bewegung gebracht, Wellen entstehen und der Körper kommuniziert. Entweder mit sich selbst, da er das wohltuende Gefühl als angenehm abgespeichert hat und den „Befehl" gibt, noch mehr loszulassen, oder die Impulse des Praktikers ihn ansprechen und er Widerstände, die zuvor durch Unsicherheit aufgetreten waren, nun freiwillig aufgibt.

Kommunikation ist ein Kreislauf. Er erfolgt über den Körper zum Verstand hin zur Seele. Der Praktiker kommuniziert über Gewebe und Wellen und erreicht somit den Körper. Reagiert dieser mit Wohlwollen darauf, schaltet sich der Verstand ein und sagt: „Oh, das tut mir gut. Da will ich mehr davon." Setzt der Verstand dieses Signal, entspannt mehr Muskulatur, Widerstände verschwinden, tiefere

Entspannung setzt ein. Sind Körper und Geist im Einklang, stellt sich ein Seelenfrieden ein. Dieses Gefühl von „mir geht es rundum gut“ bewirkt ein totales sich-Fallen-und-Loslassen und führt zu Tiefenentspannung und Wohlbefinden für Körper, Geist und Seele. Ist der Klient in diesem Zustand angekommen, hat der Praktiker unendlich viele Möglichkeiten, mit diesem entspannten Körper zu arbeiten und Bewegungsmuster zu finden, die zuvor nicht denkbar gewesen wären. Ganz egal, ob es sich hierbei um neu entdeckte Bewegungsmöglichkeiten oder um alte wiederentdeckte Bewegungsmuster handelt. Der Körper wird sich die für ihn angenehmste Variante aussuchen mit dem langfristigen Ziel, diese zu verinnerlichen, abzuspeichern und das alte Bewegungsmuster durch diese zu ersetzen. Ob dies nach einer Sitzung oder nach zehn Sitzungen erfolgt, kann ich pauschal nicht beantworten. Jeder Mensch ist ein Individuum und genauso individuell ist auch die Dauer, bis Körper und Geist bereit sind, sich darauf einzulassen. Jede einzelne Sitzung wird aber einen weiteren Schritt dazu beitragen.

Man kann also auch sagen, Tischarbeit ist MENTASTICS im Liegen, wobei hier der Klient keine aktive Arbeit leistet, sondern seine Bewegungen und Abläufe vom Praktiker ausprobiert und geführt werden. Ziel ist es, alte Bewegungsmuster wiederzuerlangen und sich an abgespeicherte, aber vergessene Bewegungsabläufe wieder zu erinnern. Diese versucht der Praktiker bei seiner Tischarbeit zu finden. Er will dem Körper dabei helfen, diese Bewegungen wieder in den Alltag miteinzubauen. Haltungsmuster wie aufrechtes Sitzen oder richtiges Gehen werden durch gezielte Techniken gefördert. Dies führt zu Befreiungen von Blockaden oder Verspannungen und beseitigt somit die Ursache von Schmerzsymptomen. Richtige, freie Haltungsmuster und Abläufe, wie wir sie als Kind kannten, gingen oft durch Arbeit, Krankheit oder Unfall verloren. Beispiel: der Rundrücken am PC-Arbeitsplatz. Durch gezielte Herangehensweise kann eine Aufrichtung, verbunden mit dem Wohlbefinden in dieser Haltung, sprich, einer Schmerzreduzierung, wieder herbeigeführt werden. Dieser ganze Prozess findet gesteuert durch den Praktiker auf der Liege statt.

Genutzt dazu wird der Ansatz „Weniger ist oft mehr". Ein Prinzip, welches sich aufgrund unserer menschlichen Konstitution sehr bewährt hat. Der Mensch ist nur bedingt in der Lage, Reize aufzunehmen und zu verarbeiten. Damit keine Überflutung mit Reizen stattfindet, hat unser Gehirn bereits einen Schutzmechanismus entwickelt. Einen Filter für alle von allen Sinnesorganen erhaltenen Informationen, den Thalamus. Ganz vereinfacht ausgedrückt, entscheidet dieser, welche wichtigen Informationen an das Gehirn zur Verarbeitung weitergeleitet werden und welche unwichtigen Informationen sofort gelöscht werden. Ein Zuviel an Informationen bewirkt oftmals nicht viel, sondern erreicht das Gegenteil. Das richtige Maß an Informationen ist entscheidend, ebenso die Zeit dazwischen, die Pausen, die benötigt werden, um die erhaltenen Informationen zuzuordnen und zu verarbeiten. Erinnern wir uns an die Schulzeit, an das Fach Mathematik: Der Lehrer steht höchst motiviert an der Tafel und erklärt Zahlen, Formeln und Gleichungen. Was anfangs noch ziemlich interessant war, kann bei einem Zuviel an neuen Informationen bald nicht mehr aufgenommen, verarbeitet, sprich, verstanden, werden. Das Resultat: Die meisten Schüler blicken an die Tafel und verstehen nichts mehr. Das Gehirn hat abgeschaltet. Einen „Stopp" eingelegt. Die begrenzte Aufnahmefähigkeit wurde erreicht und überschritten. Jetzt benötigt es eine Pause, um zu verarbeiten und zu verstehen. Eine Zeitspanne, die bei jedem Menschen unterschiedlich ist. Hat sich unser Kopf erholt, wird er verstehen und bereit sein, das Empfangene umzusetzen, damit zu arbeiten, es anzuwenden und so wieder empfänglich für neue Informationen sein.

Damit Körper und Geist beim TRAGERn nicht mit Reizen und Informationen überflutet werden und genügend Zeit bekommen, die neu erhaltenen Bewegungsimpulse zu verarbeiten, wird der Praktiker sie niemals mit Griffen und Techniken überhäufen oder wie am Fließband einen Handgriff nach dem anderen ansetzen. Zwischen jeder Ausführung wird ausreichend Zeit zur Verfügung stehen, um das soeben Erlebte auf sich wirken zu lassen und zu verarbeiten, was empfangen und gespürt wurde. Der Körper empfängt Signale, ordnet diese als angenehm wohltuend oder als unangenehm ablehnend ein.

Nach Weiterleitung zum Gehirn wird entschieden, „ja, will ich“ oder „nein, will ich nicht“. Nach getroffener Entscheidung erfolgt wieder die Rückmeldung zum Körper. Dieser öffnet sich dann und ist bereit, mehr zu empfangen, oder er geht in Abwehrposition, indem er verspannt oder Bewegungen blockiert. Damit er diese Entscheidung treffen kann, braucht er Zeit, um die Rückmeldungen zu verarbeiten. Dies geschieht in den Pausen, die der Praktiker miteinbaut. Wäre die Sitzung nur eine Abfolge von Techniken und Griffen, würde man Körper und Geist die Möglichkeit nehmen, darauf zu reagieren. Die Folge wäre eine Überforderung mit Informationen und unser körpereigenes System würde „zu machen“, um sich zu schützen. Das zu erreichende Ergebnis einer TRAGER-Sitzung wäre somit verfehlt.

„Weniger ist mehr“ lautet daher das Prinzip. Wundern Sie sich also bitte nicht, wenn Sie nicht, wie bei anderen

Methoden, permanent durchgeknetet werden. Sie werden es als Anwendung – Pause – Anwendung – Pause – Anwendung – Pause empfinden und merken, wie Ihr Körper in der Pause die Informationen verarbeitet und bei der nächsten Anwendungssequenz seine Reaktion darauf zeigt.

Wundersame Veränderungen und neue Möglichkeiten können hierbei zum Vorschein kommen. Lassen Sie sich überraschen, was es bei Ihnen bewirkt.

Dieser Grundansatz des Ganzheitlichen macht TRAGER eben zu etwas Besonderem und Einzigartigem. Viele Klienten berichten zudem, dass sich nicht nur körperlich etwas getan hat, sondern dass sich auch psychisch etwas verändert, sich im Unterbewusstsein etwas gelöst hat, verarbeitet wurde oder aus dem Verborgenen nach oben gekommen ist. Auf dieser Basis wird TRAGER auch im TRAGER-Prozess eingesetzt. Zu lernen, sanft mit Gefühlen und Empfindungen umzugehen, sie leichter und freier zu verarbeiten. Es muss nicht primär ein Trauerfall durch den Verlust eines geliebten Menschen sein. Trauer kann viele, teilweise unterdrückte Ursachen haben. Genauso wie Wut, Angst, Hass, Depression oder Burn-out. TRAGER hilft durch seine tiefenpsychologische Wirkung, sich auch mit diesen emotionalen Dingen auseinanderzusetzen, sich zu öffnen und neue Perspektiven zuzulassen. Dies geschieht nicht über psychologische Gespräche, sondern rein über Bewegungen, die über den Verstand die Seele erreichen. Den Seelenfrieden herzustellen, ist das Bestreben jedes Menschen. Im tiefen Unterbewusstsein finden deshalb Prozesse statt, die von außen angestoßen werden und uns helfen, neue Denk- oder Gefühlsansätze zu finden, unseren Blickwinkel zu ändern und mehr Leichtigkeit in unsere Leben zu lassen.

Das beste Beispiel, das ich hier aus meiner Erfahrung

geben kann, ist der Umgang mit Stress. Nach einigen Sitzungen an meinen Übungsklienten war deutlich mehr Entspanntheit und Stresstoleranz bei ihnen zu beobachten. Mit Sicherheit wurde ihr Stressumfeld durch TRAGERn nicht weniger, sie entdeckten jedoch Wege, ihn nicht mehr so umfänglich an sich heranzulassen. Sie teilten mir auch im Feedback mit, dass sich nicht nur ihre körperlichen Beschwerden gebessert hatten, sondern dass sie sich auch allgemein im Kopf freier fühlten.

Dinge, die sie zuvor stressten oder unter Druck setzten, sahen sie jetzt viel entspannter. Ihr inneres Lebensgefühl wurde deutlich leichter.

Warum das so ist und wie genau das zustande kommt, kann ich beim jetzigen Stand meiner Ausbildung nicht beurteilen und hoffe, noch die Erfahrungen im Laufe der Zeit zu machen, um darauf eine Antwort geben zu können. Was ich aber weiß, was immer wieder dokumentiert wird und was ich selbst gesehen habe, ist, dass es funktioniert. Wir alle bestehen aus einem hochsensiblen, emotionalen System, das wohl unsere Vorstellungskraft bei Weitem übersteigt und oft nur über die tiefste Bewusstseinsebene erreicht wird. Daraus erhalten wir Antworten, Gefühle, Denkansätze, die wir wohl sonst nie gefunden hätten. TRAGER versucht, diese Ebene zu erreichen, den Menschen ganzheitlich zu betrachten, ein Gefühl von Freiheit zu vermitteln und dem Leben mehr Leichtigkeit abzugewinnen. Und das alles während Sie entspannt auf einer Liege liegen ... und nichts weiter tun als alle Aufmerksamkeit auf sich zu lenken. Denn Sie als Ganzes sind das Wichtigste, um das es in einer TRAGER-Sitzung geht.

Nachgespräch (Recall)

Das Nachgespräch dient der Erinnerung und Verinnerlichung von Gefühlen, Bewegungsabläufen und Übungen.

Alles, was in den MENTASTICS und der Tischarbeit stattgefunden hat, wird hier nochmals betrachtet, mit den Fragen: Was kann ich von dieser Sitzung mitnehmen? Was hat mir gutgetan und wie kann ich es in meinen Alltag integrieren? Da der Mensch leider schnell vergisst, ist es wichtig, zu wiederholen, bis das Neue automatisiert ist und als selbstständiger Prozess abläuft, ohne dass ich ihn bewusst steuern oder herbeiführen muss. Recall ist somit Erinnerung an etwas Positives, das ich beibehalten möchte. Es genügt für den Anfang, sich ein Gefühl und eine wohltuende Bewegung immer wieder in Erinnerung zu rufen und zumindest einmal täglich umzusetzen. Am Arbeitsplatz oder zu Hause. Diese Frequenz muss auch nicht lange sein und lässt sich eventuell einbauen, ohne seine Tätigkeit zu unterbrechen. Diese Möglichkeiten der Umsetzung herauszuarbeiten, dazu dient der Recall. Jede Übung, die der Praktiker während der Tischarbeit mit dem Klienten gemacht hat, gibt es auch zur Selbstanwendung. Es gilt, das Gelernte oder neu Entdeckte umzusetzen. Dazu benötige ich Achtsamkeit auf mich selbst und Zeit, die ich mir zur Verfügung stelle, weil ich es mir wert bin, ein freies, leichtes Gefühl zu haben, das positive Erinnerungen wachruft und eine Bewegungsübung. Mehr ist es nicht. Sie haben das Handwerkszeug mitbekommen. Sie müssen es nur noch benutzen. Wie Sie das am besten machen, beratschlagen Klient und Praktiker gemeinsam. Das Arbeitsumfeld wird betrachtet, die Tätigkeit und der Faktor Zeit.

Nehmen wir einen Büroarbeitsplatz. Die anfängliche

Haltung ist meist vorbildlich. Gerader Rücken und Nacken, alles in Aufrichtung, die Schultern zurück. Keine Beschwerden bemerkbar.

Mit zunehmender Auslastung und Leistungsdruck schwindet aber die Selbstachtung und der Fokus liegt primär auf der zu erledigenden Tätigkeit. Das Becken rutscht immer weiter nach vorne, die Wirbelsäule formt sich zu einem Rundrücken, der Hals wandert immer weiter Richtung Bildschirm, als möchte die Nase diesen berühren, die Schultern fallen nach vorne und beginnen, den Brustkorb einzuengen, und Verspannungen setzen ein. Daraus resultieren Schmerzen im unteren Rücken und im Nacken, vielleicht schmerzen zudem auch die Schultern und die Augen brennen. Ich denke, ich beschreibe hier ein nachvollziehbares Szenario, das der eine oder andere schon selbst erlebt oder bei Kollegen beobachtet hat. Erst wenn der Schmerz einsetzt, erinnern wir uns wieder, dass es auch anders sein kann, anders sein sollte und wir unsere Selbstwahrnehmung ganz aus den Augen verloren haben. Spätestens jetzt sollte der Recall einsetzen und ich sollte für mich handeln, auf mich achten und mich wieder in eine wohltuende Position begeben, mich ausrichten und mich wieder wie in der Sitzung spüren. Das Gefühl der Leichtigkeit und Freiheit der Gelenke, Wirbel und Muskulatur erinnern sich und beginnen, kleine Einheiten, des Erlernten umzusetzen. Fühlen Sie Ihre Sitzhöcker. Worauf sitze ich überhaupt? Wie sitze ich? Machen Sie Ihren unteren Rücken frei, indem Sie das Gewicht ihres Beckens verlagern. Nach links, nach rechts, nach vorne, nach hinten. So, wie es sich eben für Sie gut anfühlt. Machen Sie kleine, sanfte Bewegungen und wenn es der Körper zulässt, erweitern Sie den Radius. Aber immer nur so, wie es für Sie angenehm ist. Richten Sie sich nun bewusst langsam auf. Achten

Sie darauf, wie sich Wirbel für Wirbel der Wirbelsäule aufrichten.

Spüren Sie in sich hinein. Was tut es mit Ihnen? Wie ist das Gefühl, wieder länger und gerader zu werden? Führen Sie die Aufrichtung fort bis zum Nacken und stellen Sie sich dabei vor, jemand würde Sie an einem an Ihren Haaren befestigten Faden nach oben ziehen, bis Sie vollkommen gerade in Ihrer Aufrichtung sind, ähnlich der Position zu Ihrem Arbeitsbeginn. Befreien Sie Ihren Nacken / Kopf. Holen Sie sich auch dort wieder ein freies Gefühl zurück, indem Sie Ihren Kopf wie eine Seerose im Wasser sanft auf Ihrem Nacken kreisen lassen, dorthin, wohin die Bewegung Sie führt. Wasser ist fließend, es können alle Richtungen sein. Oder pendeln Sie Ihren Kopf mit der Vorstellung, er wäre eine Boje im Meer, die von kleinen sanften Wellen hin und her geschupst wird. Diese kleinen Bewegungen, egal, ob kreisend, pendelnd und egal, in welche Richtung, können viel Entspannung und Freiheit zurückbringen. Auch hier entscheiden Sie wieder selbst, was Ihnen an Geschwindigkeit und Radius guttut. Denken Sie bitte immer daran, „es muss nicht viel sein. Weniger ist oft mehr“. Fragen Sie sich: „Wie könnte es vom Aufwand her noch weniger und noch freier sein?“ Probieren Sie es aus. Reduzieren Sie die Intensität Ihrer Bewegungen und Sie werden feststellen, in welchem feinfühligen Bereich Sie dann arbeiten. Wie viel mehr Sie mit noch weniger Aufwand und Anstrengung erreichen. Nehmen wir Ihre Schultern. Um sie freier zu machen, ist Rotation, also Schulterkreisen, eines der besten Mittel.

Sie müssen dazu aber nicht wie ein Adler vor dem Abflug mit Ihren Schultern und Armen sitzend auf Ihrem Bürostuhl rudern. Es genügt, kleine Kreise zu machen. So weich und minimal in ihrer Ausführung, dass sie für Ihre Kollegen kaum sichtbar sind. Sie werden begeistert sein, wie viel Spielraum Sie plötzlich zurückgewinnen, wie Ihre Schulterpartie wieder frei wird und wie die Schulterblätter wieder nach hinten wandern. Zudem werden Sie befreiende, tiefe Atemzüge spüren. Nun sind Sie zurück in Ihrer Aufrichtung und sollten sich deutlich freier fühlen. Das Ganze, was ich Ihnen beschrieben habe, lässt sich in wenigen Minuten durchführen. Sie brauchen dazu nicht einmal Ihren Arbeitsplatz zu verlassen.

Besser wäre es natürlich, wenn Sie nicht erst reagieren, wenn der Schmerz Sie darauf hinweist, etwas zu ändern, sondern wenn Sie durchgehend auf sich achten würden. Wenn Sie merken, es zwickt im Rücken oder die Schultern werden schwer, dann bauen Sie die zuvor erwähnten Übungen ein. Befreien Sie Ihr Becken, kreisen Sie leicht die Schulter. Es muss nicht immer erst gehandelt werden, wenn es zu spät ist. Selbst wenn Sie noch keine Anzeichen spüren, integrieren Sie diese Übungen in Ihren Alltag und Ihre Haltung kann sich zunehmend stabilisieren und verbessern.

Das ist nur ein Beispiel und keine Musterlösung. Es soll nur aufzeigen, was mit wenig Aufwand möglich ist. Durchaus können sich bei jedem andere Bewegungen auftun. Der Recall dient dazu, dies herauszufinden.

Recall ist für Sie ein Hilfsmittel zur Selbstumsetzung. Er soll Sie daran erinnern, was möglich ist. Das erlangte Gefühl dabei soll im Unterbewusstsein abgespeichert werden, sodass Körper und Verstand mehr davon wollen, bis Sie schließlich dieses Muster und Gefühl gegen das alte, vorhandene ersetzen.

Dieser Prozess wird ebenfalls nicht von heute auf morgen stattfinden, aber wie es mit allem im Leben ist, wird ständiges Wiederholen, Üben und Erinnern Verbesserung, Wachstum, Erfolg und eine Abspeicherung im Langzeitgedächtnis mit sich bringen.

Ich habe Ihnen nun eine ganze Menge an Informationen, Eindrücken und Einblicken in die TRAGER-Tätigkeit vermittelt und hoffe sehr, Ihr Interesse geweckt zu haben.

Nun möchte ich Ihnen aufzeigen, wie sich TRAGER gegenüber anderen Therapieansätzen verhält. Was ist das Besondere an TRAGER und was macht den speziellen Unterschied aus.

TRAGER im Vergleich zu anderen therapeutischen Maßnahmen

Vieles zu TRAGER habe ich bereits erwähnt, auch was die Unterschiede ausmacht. Daher gehe ich darauf nur noch kurz ein und möchte einen noch nicht angesprochenen Unterschied hervorheben.

Zuvor möchte ich aber noch sagen, dass jede andere therapeutische Maßnahme, egal, welchen Namen sie tragen mag, ihre Berechtigung hat und ich hier keine Anwendung schlechtreden will. Es ist nicht mein Interesse, eine andere Methode anzuzweifeln oder sie als weniger erfolgversprechend zu brandmarken. Jeder Klient oder Patient muss selbst für sich herausfinden, was für ihn das Angenehmste und das Beste ist. Es geht hierbei lediglich um den Ansatz der TRAGER-Methode, der sich im Wesentlichen von anderen Ansätzen doch stark unterscheidet.

Meine Erfahrung hat gezeigt, dass TRAGER von Laien, also von Personen, die noch nie zuvor mit TRAGER in Kontakt standen, anderen Laien als etwas wie eine Kombination aus wohltuender Massage, Meditation und Bewegungstherapie mit Ansätzen aus dem autogenen Training beschrieben wird. Das trifft es nicht ganz, weil, wie ich schon beschrieben habe, der TRAGER-Ansatz ein ganz anderer ist, bei dem weitaus mehr dahintersteckt. Die Beschreibung zeigt aber durchaus die Vielseitigkeit auf, die sich hinter TRAGER verbirgt, und gibt durchaus schon Einblicke, welche Sinne beim TRAGER angesprochen werden, nämlich alle. Das Körperliche mit dem Fühlen, das Verstehen des Unterschieds in der Bewegung mit dem Geist und die Erinnerung an das wohltuende, freie und leichte Gefühl für die Seele.

TRAGER ist deshalb ein ganzheitliches Konzept, das sich nicht lokal auf eine Stelle begrenzt.

Es behandelt nicht nur den Schmerzpunkt, sondern sucht körperweit nach der Ursache. Eine Blockade am Nacken lässt sich lokal gut behandeln, dazu gibt es viele verschiedene Handgriffe. Oft liegt die Ursache aber ganz woanders, denn unser Körper ist durchgehend mit Muskeln, Faszien und Gewebe verbunden. Eine Behandlung an Rücken, Becken oder Beine, hat hier schon oftmals mehr zum Erfolg geführt als schmerzpunktuelle Ansätze. Es ist zum einen also die ganzkörperliche Betrachtungsweise, die TRAGER ausmacht, ebenso aber die ganzheitliche Sicht auf den Menschen als Konstrukt aus Körper, Geist und Seele.

Ein weiterer großer Unterschied, wie ich ihn auch sonst noch nie erlebt habe, ist die Sanftheit und die Leichtigkeit, mit der TRAGER arbeitet.

Weder für den Klienten noch für den Praktiker ist eine Sitzung zu irgendeinem Zeitpunkt als anstrengend zu bezeichnen. TRAGER versucht eine Veränderung durch Überzeugung herbeizuführen, nicht mit Gewalt. Mit Gewalt meine ich eine etwas brachialere Art, um Gelenke oder Muskulatur wieder freizubekommen. Meine Erfahrung war es, dass bei einigen physiotherapeutischen Maßnahmen oft schmerzhaft in den Körper hineingearbeitet wurde, um eine Veränderung / Verbesserung zu erreichen. Ebenso auch die Sitzungen beim Chiropraktiker. Auch wenn das Ergebnis zum Schluss gut und befreiend war, so war der Weg dorthin doch eher unangenehm.

TRAGER geht den Weg der Sanftheit und arbeitet nur mit dem, was der Körper bereit ist zu geben. Nie über eine Grenze hinaus oder in einen Schmerz hinein.

Es gibt immer verschiedene Wege, um ein Ziel zu erreichen. Ich umschreibe es gerne mit dem Beispiel eines Springers auf dem Sprungbrett im Schwimmbad. Nehmen wir einfach mal das Dreimeterbrett. Eine Person steht oben und hat Zweifel zu springen. Ich möchte aber, dass er oder sie springt. Mir bleiben zwei Möglichkeiten. Ich überzeuge ihn und er springt freiwillig von selbst, weil er es möchte, oder aber ich schubse ihn hinunter. Mit beiden Möglichkeiten habe ich mein Ziel erreicht und habe das Ergebnis erlangt, was ich wollte. Der Unterschied liegt in den Nachwirkungen. Der freiwillige Springer wird es als gutes, motivierendes Erlebnis abspeichern und ist eventuell bereit, sich erneut darauf einzulassen. Die Erinnerung hat ein positives Gefühl zurückgelassen. Derjenige, den ich runterschubste, hingegen wird es als negatives Gefühl abspeichern und keine guten Erinnerungen an unser Treffen haben. Ob er freiwillig einen erneuten Sprung wagt, bleibt zu bezweifeln. Wahrscheinlicher ist, dass ich ihn erneut unter Zwang schubsen muss, um ihn wieder springen zu sehen. Der langfristige Erfolg meiner Aktion bleibt daher aus. Es bleibt bei einem kurzfristigen Erfolgserlebnis, welches ich unter bestimmten Umständen erneut wiederholen kann. Ähnlich dem Springer verhält es sich mit unserem Körper. Ich kann ihn überzeugen, etwas zu tun oder zu lassen, alternativ, ihn dazu zwingen.

TRAGER bedient sich dem Prinzip der Überzeugung. Der Körper soll merken, dass ihm nichts Schmerzhaftes oder über eine Grenze hinaus passiert. Es wird mit dem, was angeboten wird, hantiert, auch wenn es eine noch so minimale Bewegung ist. Selbst in diesem kleinsten Spielraum soll aufgezeigt werden, was möglich ist. Wie ist es noch freier und leichter? Es wird nicht mehr erwartet, sondern mit Dank angenommen, was man bekommt. Im Unterbewusstsein wird dieses kaum Merkbare abgespeichert und in der nächsten Sitzung setzt die Erinnerung daran ein. Der Körper weiß, „es passiert mir nichts, ich kann mich darauf einlassen“. Mit sehr hoher Wahrscheinlichkeit werde ich mehr Freiheit und Bewegung bekommen als bei der ersten Sitzung. Vielleicht nicht viel, aber doch spürbar, dass Veränderung eingetreten ist. So wird sich das Sitzung für Sitzung steigern, bis ich ein vollkommenes Loslassen, ein Auflösen von Verspannungen, Verklebungen oder Fehlstellungen erreicht habe.

Der Weg war sanft und ich bin am Ziel angekommen. Ich habe den Körper überzeugt, etwas zu tun. Vertrauen geschaffen und Schritt für Schritt mehr erreicht. Der Weg war mit Sicherheit langfristiger als unter Zwang, das Ergebnis ist jedoch von beständigem Wert. Die Alternative wäre gewesen, dass ich den Schmerzpunkt so lange bearbeite, bis der Körper schließlich seinen Widerstand aufgibt und loslässt. Auch auf diesem Weg habe ich ein schmerzbefreiendes Ergebnis erzielt. Vielleicht sogar mit viel weniger zeitlichem Aufwand. Wenn es gut gelaufen ist, sogar schon nach einer Sitzung. Ein schnelles Ergebnis, vergleichbar mit dem Springer, den ich schubste. Bei einem akuten Geschehen eventuell das Mittel der Wahl. Bei chronischen Beschwerden der falsche Ansatz. Es wird nur ein kurzfristiges schmerzfreies Intervall sein. Danach wird der Körper wieder seine gewohnte Position einnehmen, die er kennt und in der er vor der Behandlung war. Er kehrt zurück zu seinem Ausgangspunkt. Der Zwang, der ihn bis zur Resignation brachte, ist weg. Es gibt keinen Grund zu verweilen. Mit dieser Rückkehr in die Ausgangslage setzt der Schmerz wieder ein. Ich kann den Springer zwingen, auf den Turm zu klettern. Doch sobald ich weg bin, wird er diesen verlassen, ohne gesprungen zu sein. Die Resonanz des Körpers war Schmerz. Er wurde physikalisch in eine Ausrichtung gezwungen, die er freiwillig nicht annehmen wollte. Eine negative Erinnerung, die sich bei der nächsten Sitzung ebenfalls wieder bemerkbar machen wird. Der Körper wird sich wieder nicht zwingen lassen wollen und vielleicht sogar noch mehr Widerstand entgegenbringen, bis er zum erneuten Male zur Aufgabe gezwungen wird. Dies kann sich zu einem nie endenden Szenario entwickeln: Anwendung – schmerzfreie Intervalle – Schmerz – Anwendung – schmerzfreie Intervalle ...

TRAGER geht den Weg der sanften Überzeugung, der Leichtigkeit und der Freiheit. Manchmal dauert dieser Weg länger, oftmals „überzeugt" der Praktiker in einer Sitzung.

Wie auch immer es sein mag, der Weg ist es wert, ihn zu gehen. Ein längerer Weg auf weichem Gras führt ebenso zum Ziel wie der Weg auf steinigem, spitzem Geröll. Es obliegt jedem, nach seinem eigenen Ermessen zu entscheiden, welchen Weg er einschlagen möchte.

Ich hoffe sehr, diesen wesentlichen Unterschied deutlich aufgezeigt zu haben. Wobei ich noch mal betonen möchte, dass auch die anderen Wege zum Ziel führen können. Auch eine Kombination aus TRAGER und anderen Anwendungen kann durchaus vielversprechend sein. Ich persönlich habe diese Erfahrung mit TRAGER und Chiropraktik gehabt, als mir akut, durch eine falsche Bewegung, etwas eingeschossen war. Es war sehr schmerzhaft und ich konnte mich kaum rühren. Mir war es in diesem Moment egal, welche Behandlung ich bekam. Ich wollte nur, dass es aufhört, und rief alle möglichen Leute an. So ergab es sich, dass ich einen Termin beim Chiropraktiker bekam und tags darauf beim TRAGER-Praktiker. So schmerzhaft, wie es eingeschossen war, löste es auch der Chiropraktiker wieder und dafür war ich auch sehr dankbar. Ich merkte aber, dass etwas in mir arbeitet.

Es war gelöst, aber sehr gereizt. Schmerzfrei, aber doch unangenehm. Nach der TRAGER-Sitzung am darauffolgenden Tag hatte sich alles beruhigt. Es kam mir so vor, als ob dem Körper vermittelt wurde, „das, was dir gestern passiert ist, war gut. Fühle die freie Bewegung, welche du jetzt wieder erlangt hast. Beruhige dich, es gibt keinen Grund mehr gereizt zu sein“. Eine sanfte „Wundversorgung“ nach der „Akutbehandlung“. So als hätte ich den Springer, welcher geschubst wurde, aus dem Wasser gezogen, ihn getröstet und überzeugt, es doch noch mal zu probieren. Das vorausgegangene, aber zielführende „negative Erlebnis“ aus Sicht des Körpers noch umgekehrt wieder in etwas Positives zu verwandeln.

Für mich ein tolles Erlebnis, so eine Kombination zu erhalten. Und in meinen Fall, das Beste was mir passieren konnte.

Sie sehen, alles ist möglich. Alles kann sich ergänzen und fördern. TRAGER ist eine Methode, die zu allen anderen physikalischen und therapeutischen Maßnahmen, egal, ob Körper oder Geist betreffend, zusätzlich angewandt werden kann. Ein Anwendungsspektrum, wie es an vielfältigen Einsatzmöglichkeiten, ob als Allein-Therapie, ergänzend oder in Kombination sonst nirgendwo in vergleichbarer Weise vorzufinden ist.

Der letzte Unterschied, der mir noch einfällt, welcher TRAGER so einzigartig macht, liegt am Praktiker selbst. Der Praktiker denkt nicht während der Behandlung. Obwohl auch er das Verständnis von Anatomie, Physiologie und Pathologie während der Ausbildung erhalten hat, benutzt er keine kopflastige Herangehensweise. Er analysiert nicht den Muskel, seine Strukturen und Zusammenhänge mit dem restlichen Bewegungsapparat, er fühlt es, lässt es einfach geschehen, ohne zu urteilen oder zu werten. Fühlt das

Mögliche, die Bewegungen, die sich ergeben, sucht nach Freiheit und fragt nach mehr Leichtigkeit. Antwort auf seine Fragen erhält er ebenfalls in Form von Gefühl-Feedback des Körpers. Jede Reaktion, jeden Impuls empfängt er über seine Hände und antwortet seinerseits wieder darauf. Mit einer Bewegung, einer Schwingung oder einer Streichung, je nachdem, wozu ihn seine Empfindung führt. TRAGER-Praktiker verfügen über ein unwahrscheinliches Feingefühl. Ein Talent, das gegeben ist und nur selten erworben werden kann. Die Gabe, einen Menschen auf empathische, empfindsame Art zu spüren, ihn in seiner Aura zu fühlen und von Körper zu Körper zu kommunizieren, ist ein Geschenk. Die TRAGER-Ausbildung ist nur eine Ausbildung wie jede andere auch. Die Handgriffe können erlernt werden, das benötigte Fachwissen kann sich angeeignet werden.

Das alles macht einen TRAGER-Praktiker nicht zu etwas Besonderem. Vermutlich auch nicht die Sitzung, die wohl dann mehr einen physiotherapeutischen Effekt haben dürfte. Die Feinfühligkeit ist es, die Fähigkeit, selbst in eine tiefere Bewusstseinsebene abzutauchen, das sogenannte „Hook up". Ein Zustand der Absichtslosigkeit, weitab von analysierenden Denkmustern. Ein „Sein" im Fühlen. Ein TRAGER-Praktiker denkt nicht, wie etwas sein muss. Er fühlt, wie etwas ist und wie es noch freier und leichter werden kann. Die Fähigkeit, Körperwahrnehmungen zu fühlen und dadurch bis in tiefe Bewusstseinsebenen vorzudringen, um eine Neuordnung, Umprogrammierung oder wie immer man es auch nennen möchte anzustoßen sowie die Erinnerung an einst vorhandene Bewegungsmuster hervorzuholen und diese wieder zu aktivieren, das ist es, was den entscheidenden Unterschied und einen TRAGER- Praktiker ausmacht.

TRAGER Vorstellen und Präsentieren

In diesem Kapitel stelle ich eine Möglichkeit vor, TRAGER vor einer Gruppe Interessierter zu präsentieren. Eine simple Vorstellung, die auf einfachste Art beschreibt, was TRAGER ist. Hierbei geht es nicht um Hintergrundwissen und Methode, Tischarbeit oder MENTASTICS. Es soll nur ein Grundverständnis geweckt werden, was TRAGER ist und wozu es angewandt wird. Dies dient z.B. dazu, TRAGER auf einer Messe vorzustellen oder es im Rahmen eines Workshops zu präsentieren. Die Aufgabe, TRAGER zu präsentieren, hatte ich im Abschlussseminar von Level 3. Da meine mitstudierenden Kollegen und Kolleginnen sehr davon angetan waren, ebenso wie die anwesenden Instruktoren (Ausbilder) versuche ich, den Inhalt nochmals wiederzugeben. Es handelte sich damals um eine mündliche Präsentation und ich hoffe, dass es auch in der schriftlichen Darlegung dieselbe Inspiration bewirkt. Meine freie Rede wurde nur unterstützt von einem weißen, leeren Blatt Papier, Din A4.

„TRAGER kann mit vielen Worten umschrieben werden. Der Fachbegriff hierfür ist Psychophysische Integration. TRAGER ist eine Form der Körperwahrnehmung und der Bewegungsschulung. Doch was macht TRAGER? Dies möchte ich nun mit einfachen Worten versuchen zu erklären.

Wir alle kommen mit einem wunderbaren Geschenk auf die Welt. Mit absoluter Freiheit und Leichtigkeit. Stellen Sie sich vor, diese kindliche Leichtigkeit wäre dieses Blatt Papier. Oder um es noch besser zu verstehen, was mit kindlicher Leichtigkeit gemeint ist, stellen Sie sich bitte spielende Kinder auf einer Wiese vor. Wie unbekümmert und mit welcher Leichtigkeit sie sich bewegen, auf Bäume klettern, springen, Purzelbäume und Räder schlagen. Rumtollen, als ob es keine Grenzen gäbe. Jeder von Ihnen selbst kann sich mit Sicherheit an diese Freiheit erinnern. An diese Freiheit der Gedanken und die Leichtigkeit im Körper.

Diese Freiheit haben wir aber nicht lange. Unsere Eltern schreiben uns nach bestem Wissen und Gewissen vor, ohne es böse zu meinen, wie wir uns zu bewegen haben und was wir zu denken haben. Was eben das Beste für uns ist."

An dieser Stelle zerknülle ich das Papier etwas, um zu demonstrieren, dass ein Teil unserer Freiheit und Leichtigkeit verloren gegangen ist.

„Irgendwann kommen wir in die Kinderkrippe oder in den Kindergarten. Auch hier meinen die Erzieher uns wieder nach bestem Wissen und Gewissen sagen zu müssen, was gut für uns ist. Wie wir im Garten zu gehen haben, auf den Stühlen zu sitzen haben und welche Position wir beim Essen einnehmen müssen."

Ich zerknülle wieder einen Teil des Papiers.

„Danach kommen wir in die Schule und die Lehrer versuchen uns nach bestem Wissen und Gewissen zu vermitteln, was gut und richtig für uns ist. Wie wir im Sport zu laufen oder zu springen haben, wie wir uns beim Schwimmen bewegen müssen, was wir zu lernen und zu denken haben, um an der Gesellschaft vorbildlich teilzunehmen und akzeptiert zu werden."

Wieder zerknülle ich das Papier.

„Nach der Schule geht es in den Beruf und auch im Arbeitsleben wird uns nach bestem Wissen und Gewissen vorgeschrieben, was gut für uns ist und was wir zu lassen haben. Hinzu kommt noch die tätigkeitsabhängige Körperhaltung, die uns weiter einschränkt. Der Schreibtischjob, der auf den Rücken geht, der Fliesenleger, der den ganzen Tag auf den Knien verbringt, die Friseuse, die den ganzen Tag im Laden steht und sich um andere Köpfe dreht, oder der Lagerarbeiter, der täglich schwere Lasten trägt, ohne auf seine Haltung zu achten."

Wieder zerknülle ich das Papier.

„So geht es unser ganzes Leben weiter. Ständig geben wir mehr und mehr Freiheit und Leichtigkeit auf, ohne es zu bemerken, da es jeder nur gut mit uns meint und uns nach bestem Wissen und Gewissen sagt, wie wir uns zu verhalten haben. Es ist aber nicht nur das normale Leben, das uns andere Denk- und Bewegungsmuster auferlegt. Hinzu kommt der Alterungsprozess, Krankheiten oder Unfälle, die uns körperlich und / oder geistig beeinträchtigen."

Wieder zerknülle ich das Papier, das nun nur noch ein zusammengepresstes Knäuel in meiner Hand ist.

„Irgendwann also sind wir an dem Punkt angekommen, wo wir feststellen, dass all unsere kindliche Freiheit und Beweglichkeit verloren gegangen ist. Seien Sie ehrlich, wer von Ihnen denkt heute noch so unbeschwert wie als Kind? Und wer kann sich heute noch mit so einer Leichtigkeit bewegen wie als Kind? Unsere einst vorhandenen natürlichen Bewegungsmuster, die Schmerzfreiheit und Beweglichkeit bedeuteten, sind verloren gegangen. Von dem einst faltenfreien Papier, welches unser freies, leichtes Bewegungsmuster oder auch unser Denkmuster widerspiegelt, ist nur noch dieses zerdrückte Knäuel übrig, welches nun gesundheitliche Einschränkungen repräsentiert.

TRAGER versucht, die verloren gegangenen Strukturen zurückzubringen, Schritt für Schritt alte Bewegungsmuster in Erinnerung zu rufen und diese Weichheit, Freiheit und Leichtigkeit wieder in unser Leben zu holen. Wieder zu erlangen, was niemals weg war, sondern nur vergessen wurde. Man muss dieses Gefühl, welches tief in unserem

Unterbewusstsein immer noch vorhanden ist, nur wiederfinden. Ähnlich einem Schlüsselbund mit allen wichtigen Schlüsseln, den man im Haus verlegt hat. Er ist immer noch da. Nur derzeit eben weg. Es gilt, ihn wiederzufinden, da somit viele Dinge wieder einfacher werden. Und genauso verhält es sich mit zurückgewonnenen Mustern. Sie machen unser Leben einfacher und wohltuender."

Dabei entfalte ich langsam das Knäuel Papier, bis es wieder ein Blatt ist.

„TRAGER versucht, mit verschiedenen Ansätzen, wie gezielte aktive Übungen, genannt MENTASTICS, und Tischarbeit, das ist der passive Teil, bei dem der Klient auf der Liege liegt, einen Prozess anzustoßen, sich wie das Blatt wieder zu entfalten. Zurückzufinden zu der kindlichen Leichtigkeit, welche immer noch in uns schlummert.

Das Leben hinterlässt Spuren, das sieht man auch an dem Blatt. Es ist entfaltet, hat aber deutlich gelitten. Alles ist eben vergänglich. Auch unser Körper. Was wir uns aber zurückholen können, ist das Gefühl der kindlichen Leichtigkeit und Freiheit. Sind wir innerlich jung, frei und beweglich wie Kinder, trauen wir uns auch wieder zu, wie sie zu denken und zu handeln, behalten wir unsere ewige Jugend und haben selbst im Alter noch ein Wohlgefühl in uns. Unser Körper ist ein Wunderwerk. Wir haben gelernt, zu sprechen, zu krabbeln, zu stehen und zu gehen. Auch wenn vieles nach bestem Wissen und Gewissen umerzogen wurde, so können wir uns immer wieder auf unsere Grundsätze besinnen, die wir dachten, verloren zu haben, und zurückerlangen, was wir uns einst angeeignet haben, und dieses Lebensgefühl erneut genießen. Wer von Ihnen möchte nicht gerne wieder Kind sein? Entdecken Sie Ihr inneres Kind neu.
Vielen Dank für Ihre Aufmerksamkeit."

Dies war meine freie Rede, die ich Ihnen der Vollständigkeit halber nicht vorenthalten wollte. Vielleicht hat Sie Ihnen gefallen, TRAGER nochmals aus einem anderen Betrachtungswinkel aufgezeigt, neugierig gemacht, zukünftige TRAGER Interessenten motiviert oder inspiriert. Es war natürlich nur eine mögliche Vorstellung von vielen weiteren möglichen Variationen und spiegelt meine Empfindungen und Emotionen wider. Ob es für Sie gleichermaßen ansprechend ist, kann ich nicht beurteilen, würde mich aber sehr freuen, Sie damit erreicht zu haben.

Nun komme ich auch allmählich zum Ende. Ich habe Ihnen alles präsentiert, was ich nach meinem derzeitigen Wissenstand weiß und erlebt habe. Es hat mir sehr viel Freude bereitet, Ihnen diese Informationen mitzuteilen bzw. weiterzugeben. Ich würde mich sehr freuen, wenn der eine oder andere nun sein Interesse an TRAGER gefunden hat. Ebenso wenn es angehenden Schülern eine Begleitung und ein Erfahrungsaustausch auf ihrem weiteren Weg ist. Es war mir eine große Ehre, Ihnen ein Bild von TRAGER aus meiner Sichtweise vermitteln zu dürfen.

Im Folgenden habe ich noch zwei kurze Kapitel, die ich am Rande ansprechen möchte. Hierzu fehlt mir die Erfahrung, um in großem Umfang darauf einzugehen. Ich habe jedoch, unter anderem in meinen Übungssitzungen, festgestellt, dass hier sehr viel Potenzial vorhanden ist. Schön fände ich es, wenn ich in der Zukunft mehr darüber berichten kann, und ich werde bis dahin versuchen, meinen Erfahrungsschatz in diesen Bereichen auszubauen.

Selbstwahrnehmung, Selbstliebe und Sexualität.

Sich selbst zu berühren und sich zu entdecken, ist ein menschlicher Entwicklungsprozess. Angefangen vom Fötus, über die Selbsterkundung als Teenager bis ins Erwachsenenalter und bis hin ins hohe Alter. Sich selbst zu fühlen, sich zu berühren, hat etwas mit Selbstliebe zu tun. Selbstliebe ist wichtig, um mit uns im Reinen zu sein. Uns selbst zu achten und wertzuschätzen. Verfüge ich über eine gesunde Selbstwahrnehmung und Selbstliebe, kann ich diese auch an andere weitergeben. Kann empathisch reagieren, mich in andere hineinversetzen, sie verstehen und mit ihnen fühlen. Mich fallen lassen und einem anderen anvertrauen. Ich spreche hier bewusst eine gesunde Selbstwahrnehmung und Selbstliebe an, denn auch diese kann im übertriebenen Maß krankhaft sein. Nur um ein paar Begriffe zu nennen: Narzissmus, Egoismus, Überheblichkeit oder Manie.

Unsere Selbstwahrnehmung und Selbstliebe sind ein Geburtsgeschenk, welches aber verloren gehen kann. Durch Vergessenheit oder ungewollte Umprogrammierung. Faktoren können Krankheiten, Hormonstörungen sowie der Hauptrisikofaktor Stress sein. Stress, der heimlich schleichende Killer unserer Zeit. Leistungsdruck, Zeitmangel, Hektik und Verantwortung bestimmen unser Leben. Privat wie beruflich. Die Leistungskurve immer über dem Limit zu halten, mehr als 100% zu geben, funktioniert nur für eine begrenzte Zeit.

Irgendwann signalisiert uns der Körper „stopp, es ist genug, bis hierhin und nicht weiter“. Er zwingt uns auf unangenehme Weise zur Auszeit. Zum Teil mit Langzeitfolgen wie bei Herzinfarkt oder Schlaganfall.

So wie der Körper kann auch die Psyche zusammenbrechen. Schlafstörungen, innere Unruhe, Gedankenkarussell sind oftmals nur warnende Vorboten. In vielen Fällen drohen schwere Depressionen bis hin zum Burn-out. In diesem Stadium angekommen, können Selbstwahrnehmung und Selbstliebe zum vollkommenen Stillstand gelangen.

Einige Übungsklienten berichteten mir darüber und gaben mir tiefe Einblicke in ihr Leben. Sie beschrieben sich als völlige Leere ohne jegliches Empfinden sich selbst oder anderen gegenüber. Dies führte zu erweiterten Problemen in der Partnerschaft, da auch kein sexuelles Verlangen mehr vorhanden war. Sexualität bezieht sich hierbei nicht nur ausschließlich auf den Geschlechtsverkehr, sondern umschreibt auch zwischenmenschliche Berührungen.

Da ich kein Psychologe bin, konnte ich nichts weiter tun, als ihnen zuzuhören und ihnen eine entspannende Sitzung auf der Liege zukommen zu lassen. Es stand nicht in meinem Ermessen und meiner Kompetenz, hier Ratschläge zu erteilen oder eine „Gesprächstherapie" anzubieten.

Erstaunlicherweise zeigte diese Kombination aus Zuhören und Körperberührung auf der Liege stimmungsaufhellende Wirkung und aus welchem Grund auch immer, berichteten mir meine Übungsklienten von deutlicher Verbesserung ihres Befindens. Sie konnten sich wieder besser spüren und hatten sogar das Verlangen nach Berührung wiedergefunden. Sie berichteten mir, dass sie sich seit langer Zeit wieder zu ihrem Partner / ihrer Partnerin hingezogen fühlten. Sie hatten das Verlangen nach Nähe zurückerhalten und berichteten, den Tränen nahe, dass sie wieder zusammen Arm in Arm auf der Couch lagen, beim Spaziergang Händchen hielten, sich küssten und sogar wieder zusammen im Bett kuschelten.

Mich berührten diese Erzählungen unwahrscheinlich und ich war so glücklich, einen Beitrag dazu geleistet zu haben. Wenn ich mir auch nicht sicher war, welchen genau. Ich kann nur mutmaßen, dass TRAGER in der tiefen Bewusstseinsebene eine innere Kommunikation, ein Loslassen und ein Umdenken oder irgendeinen anderen Effekt erzielt hatte, welcher positiv an die Oberfläche gekommen ist.

Wie gesagt, eine Mutmaßung und ein reales Praxisbeispiel, für das ich aber keine weitere Erklärung habe, das ich aber fasziniert weiterverfolgen werde, während ich hoffe, mehr über diese Zusammenhänge zu erfahren.

TRAGER mit Tieren

Eine weitere erstaunliche Entdeckung war die, dass TRAGER auch mit Tieren funktioniert. Meine Erfahrungen beziehen sich hierbei auf Hunde und Schlangen. An den Hunden, die doch über mehr Mimik verfügen, war dies besonders deutlich zu beobachten. Ich und meine Frau teilen unser Haus mit vier Hunden, darunter schon ältere mit gesundheitlichen Problemen an den Gelenken, am Becken und an der Hüfte, was auch zu Beeinträchtigungen beim Gassigehen führte. Nur noch kurze Strecken waren teils unter Schmerzen möglich. So kam ich auf die Idee, TRAGER am Hund zu testen. Der Unterschied: Ich verzichtete auf MENTASTICS und Tischarbeit und die Behandlung fand am Boden statt. Vorgehensweise wie beim Menschen: fühlen, streichen, sanfte wellige Bewegungen durch den Körper schicken und auf Rückmeldung warten. Das Resultat war mehr als verblüffend. Es dauerte nur wenige Minuten und der Hund legte sich entspannt, locker und weich wie ein Pudding in die Seitenlage. Nach ein paar weiteren vergangenen Minuten war ein lautes Schnarchen zu vernehmen und der Hund war komplett weggetreten. Ich konnte alles mit ihm machen. Rollte ihn sogar auf die andere Seite und legte ihn auf den Rücken. Er ließ alles geschehen, ohne dabei die Augen zu öffnen, und schnarchte auch sofort weiter. Dieses Phänomen war nicht nur bei einem unserer Hunde zu beobachten, sondern an allen. Unterschiedlich stark ausgeprägt, aber von allen wohlfühlend angenommen. Genau so faszinierend fand ich die Wirkung und hätte mit einem solchen Erfolg keinesfalls gerechnet. Die Hunde liefen zunehmend leichter, weiter und beschwerdefreier. Schmerzmittel konnten zunehmend reduziert werden und die steifen Bewegungen wurden ersetzt durch freie, weiche Abläufe, fast schon vergleichbar dem Bewegungsmuster, als sie noch jünger und gesünder waren.

Die Idee, TRAGER am Hund auszuprobieren, kam mir aber nicht einfach so. Durch ein unterbewusstes Fühlen entwickelte sie sich. Das Fühlen kam also vor dem Denken, das die Idee dann bewusst umsetzte.

Anfänglich kam es mir nicht in den Sinn, unsere Hunde zu behandeln. Es ergab sich einfach. Unsere Hündin, eine Doggen-Dame mit 60 kg, lag nach dem Spaziergang auf ihrer Decke. Am Humpeln hatte ich schon erkannt, dass ihr das Bein wieder schmerzte. Kurz zur Vorgeschichte:

Unsere Doggen-Dame kommt ursprünglich aus Rumänien. Dort wurde sie angefahren und liegen gelassen. Hüfte und Oberschenkel waren gebrochen. Erst viele Zeit später wurde sie, abgemagert und fast verhungert, von Tierschützen entdeckt. Zum Operieren war es aber zu spät. Hüfte und Oberschenkel wuchsen deshalb wild, geschient und gestützt wieder zusammen. Das Ergebnis sind Deformationen, Versteifung und Verknöcherung, welche sich unterschiedlich stark bei Belastung bemerkbar machen. Als sie mit traurigen Augen auf ihrer Decke lag, begann ich sie zu streicheln. Aus diesem Streicheln wurde ein Ausstreichen, ein „Bekannt werden“ mit dem, was ich unter meiner Handfläche spürte. Ich strich ihr vom Becken über das gesamte Bein, über die Pfoten zu den Krallenansätzen. Ähnlich wie beim Menschen, wo ich vom Becken über Ober- und Unterschenkel zu den Zehen gelange. Aus dem Streichen entstand ein Skulptieren und Fühlen, ein gefühltes Wahrnehmen dessen, was unter meiner Handfläche war. Ich spürte die Körperform, das Gewebe, die einzelnen Muskelstränge und ihre Beweglichkeit.

Dies war nun der Moment, in dem mir klar wurde, dass ich nichts anderes tat als bei meinen menschlichen Klienten auch. Der Funke war entfacht und die Idee geboren. Wie beim Menschen die Arme und Beine begann ich erneut die Vorder- und Hinterläufe zu erkunden. Ich fühlte das Fell, merkte die Muskulatur darunter, spürte die Knochen und die Bänder, nur alles viel intensiver als zuvor.

Leicht legte ich meine Hand nun auf ihren Hüft- und Oberschenkelbereich und begann die Region leicht zu schimmern. Dies sind ganz leichte, sanfte Bewegungen mit der flach aufliegenden Hand, die leichte Wellen ins Gewebe schicken. Es war unfassbar, wie viel ich damit an freiem Gewebe erreichte und welche Wellenbewegungen bis vor zum Rumpf sich dadurch in Bewegung setzten. Dies wiederholte ich ein paar Mal, bis so viel Gewebe locker wurde, dass ich es schon aufsammeln, also richtig in die Hand nehmen konnte. Mit weiten Fingern griff ich das lockere Gewebe und sank förmlich darin ein. War meine Hand anfangs nur oberflächlich aufliegend an Haut und Fell, so drang ich nun in tiefere Regionen vor. Ich spürte Fleisch und Muskulatur unter meiner Hand, merkte wie es mit Bändern und Sehnen am Knochen verbunden war, und machte dasselbe wie vorher. Ich schimmerte, erreichte aber diesmal bereits tiefergelegene Gewebeschichten. Ein anderer Ausdruck als faszinierend fällt mir hierzu nicht ein. Die vorher harte und unbeweglich wirkende Muskulatur war weich wie Knetmasse und schlabberte genüsslich hin und her, als wäre sie lose am Knochen. Nach einem nochmaligen Ausstreichen legte ich die Pfote in meine Hand und hob das Bein nach oben. Ich fühlte das Gewicht des Beines und merkte zugleich, welche Entlastung es in der Hüfte bewirkte. Danach legte ich es wieder ab und wiederholte den Vorgang. Ich variierte zwischen

Ausstreichen und Gewicht fühlen. Jedes Mal lag mehr Gewicht in meiner Hand. Das bedeutet nicht, dass der Fuß schwerer wurde, sondern dass die Hündin bereit war, ihr Gewicht abzugeben, ihre eigene Körperspannung loszulassen und das Bein vertrauensvoll in meine Hand abzugeben. Locker und leicht lag es darauf. Keine Muskelanspannung war mehr erkennbar. Nun begann ich es, minimal zu schwingen, und eine deutlich zu erkennende Welle ging von der Pfote bis zum Becken durch.

Deutlich zu erkennen war ebenso, dass das Becken merklich freier wurde. Es sackte sichtbar tiefer, so, als hätte sich eine enorme Schonhaltung oder Anspannung gelöst. Von dem anfänglichen steifen Becken und dem daran hängenden starren Bein war nichts mehr zu spüren. Vielmehr hatte ich das Gefühl, einen ausgekugelten Hähnchenschenkel in der Hand zu haben. Jede Bewegungsrichtung war erstaunlicherweise machbar geworden. Das Bein fühlte sich lose, wie von der Hüfte gelöst und wie Pudding an, während Becken und Hüfte sogar verschiebbare Beweglichkeit aufzeigten. Nun ging ich noch einen Schritt weiter und brachte mehr Längung in das Bein. Wieder gleich dem Schema beim Menschen umgesetzt. Nach einem Ausstreichen hielt ich an der Pfote und am Lauf leicht fest, oder wie man in der TRAGER-Sprache sagt, ich saugte mich an. Jetzt ging ich in meine eigene Aufrichtung, das bedeutet, ich streckte mich nach oben, so, als ob ich an einem Faden gezogen wurde, und verlagerte mein Gewicht nach hinten, sodass ein sanfter, längender Zug im Bein entstand, der keinerlei Kraftaufwand erforderte. Durch die Vorarbeit war bereits viel Freiheit in der Hüftpfanne entstanden. Mehr, als ich je geglaubt hätte. Gefühlt rutschte mir das Bein entgegen, so, als hätte es keinerlei Halt mehr in der Pfanne. In dieser Längung schickte ich nun kleine Wellenbewegungen hindurch. Horizontal und vertikal schwingend, so, wie es mich gefühlstechnisch hinzog und es sich gut anfühlte. Das Gewebe flutschte mit den Wellen mit, die sich hoch zum Becken über die gesamte Hüfte ausbreiteten. Anschließend schimmerte ich nochmals den gesamten oberen Bereich vom Übergang Oberschenkel, Hüfte, Becken. Der Körper der Hündin war dermaßen frei geworden, dass die entstandenen Wellen durch die Gewebeschichten vom Oberkörper bis zum Nackenansatz durchgingen und ich einen wackelnden, schnarchenden Fleischberg vor mir hatte.

In den Pausen, in denen ich auf Reaktionen wartete, rutschte das Bein bildlich betrachtet aus der Hüfte. Es wirkte deutlich länger als die übrigen drei anderen, wobei es zuvor immer verkürzter wirkte als der Rest. Die Hundedame, die mich anfänglich noch skeptisch betrachtet hatte, war zwischenzeitlich grunzend in den Tiefschlaf übergegangen und merkte nicht einmal, dass meine „Sitzung“ an ihr beendet war. Ruhig und entspannt verbrachte sie auch ihre Nacht. Pünktlich zur Morgenrunde stand sie parat und zu meiner Überraschung durfte ich ein ganz anderes Gangbild erleben. Das Bewegungsmuster war flüssig und sie belastete die behandelte Seite fast identisch wie die gesunde. Zudem war sie deutlich flotter unterwegs. Nach ca. zehn Behandlungen, verteilt auf zwei Wochen, benötigte sie nicht einmal mehr ihre Rampe zum Ein- und Aussteigen ins Auto, sondern hüpfte von selbst wieder mit Freude und Elan hinein und hinaus. Es war ein erstaunlicher Effekt, was diese Behandlung, bei einem minimalen Zeitaufwand von ca. 15 bis 20 Minuten pro „Sitzung“ bewirkte, die ich in regelmäßigen Abständen an ihr wiederholte.

Natürlich konnte ich nicht reparieren, was von dem Unfall

kaputt war, doch konnte ich ihr zumindest mehr Lebensqualität zurückgeben und den Umgang mit ihren Einschränkungen erheblich erleichtern.

Abschließend kann ich sagen, dass ich vom Prinzip her nichts anderes gemacht habe als bei meinen menschlichen Übungsklienten. Bedingt durch die andere Anatomie und mit etwas Kreativität in einer angepassten Form, aber basierend und beruhend auf den erlernten Handgriffen am Menschen.

Noch immer lasse ich unseren Hunden TRAGER-Einheiten zukommen und stelle weiterhin Erfolge fest. Auch an diesem Thema werde ich dranbleiben, da ich mir sicher bin, dass TRAGER auch vollumfänglich an Tieren ausgeübt werden kann. Es ist für mich ebenfalls der Beweis, obwohl ich diese Ansicht schon immer vertrat, dass ich auch bei Tieren in eine tiefe Bewusstseinsebene eintauchen kann und sie somit über eine Seele, Gefühle und Empfindungen verfügen. Ihnen dasselbe Wohlgefühl zukommen zu lassen, sehe ich ebenfalls als meine Aufgabe und kann mir auch vorstellen, TRAGER an Tieren als separaten Ausbildungsblock in die Ausbildung miteinzubauen.

Dies liegt nur leider nicht in meinem Ermessensspielraum, doch ich bin zuversichtlich, dass sich hierbei auch Möglichkeiten auftun. Meines Erachtens, beruhend auf den Erfahrungen mit unseren Hunden, sind Tiere sogar empfänglicher und sprechen viel schneller auf eine Behandlung an. Zurückzuführen ist dies vermutlich auf ihre erhöhte Feinfühligkeit. Sie denken, im Gegensatz zum Menschen, nicht viel darüber nach. Sie empfinden nur und verlassen sich dabei voll und ganz auf ihr Fühlen. Ist es angenehm und wohltuend, lassen sie sich darauf ein, empfinden sie es als unangenehm, lassen sie es nicht zu. Sie lassen es einfach geschehen, ohne menschliche, blockierende Gedanken, wie „Was denkt der andere von mir? Was soll ich denn machen und wie mich verhalten? Bin ich richtig gekleidet? Schaffe ich meinen nächsten Termin? Kann ich was falsch machen und was soll ich auf die Fragen antworten?" Es gibt unzählige Gedankenszenarien, die uns letztendlich davon abhalten, uns absichtslos und wertneutral auf unser Wohlergehen und den damit verbundenen Behandlungserfolg einzulassen. Selbstachtung in Zusammenhang mit dem eigenen Fühlen und Wohlbefinden ist somit das Schlüsselwort für eine leichte und freie Lebensweise.

Nicht vorenthalten möchte ich das Erlebnis, eine Schlange gefühlt zu haben. Für jeden, der eine ganz neue Dimension von Fühlen erfahren möchte, ist dies mit Abstand eine der lehrreichsten Lebenserfahrungen und nicht vergleichbar mit einem Menschen oder einem Hund.

Anzumerken sei noch, dass es sich in meinem Fall um eine sehr menschenbezogene Boa von über 2,50 Metern gehandelt hat. Es gilt im Vorfeld unbedingt abzuklären, ob das Tier menschlichen Kontakt gewöhnt ist und diesen auch möchte! Ansonsten ist das Risiko für dieses Experiment zu groß und deutlich davon abzuraten.

Langsam und sanft mit dem Versuch der absoluten Weichheit legte ich meine Hände auf den Körper der Schlange. Allein das Ankommen auf der schuppigen Haut war ein Gefühlserlebnis. Ich spürte nicht nur die Haut unter meiner Handfläche, sondern konnte jede einzelne Schuppe wahrnehmen und wie diese sich bewegte. Ich war ebenso überrascht von der Temperatur, der Beschaffenheit der Oberfläche und der Geschmeidigkeit. Als ich tiefer einsank und die Schlange skulptierte, also mit meinen Händen erkundete, spürte ich diese gewaltigen Muskeln und die enorme Kraft, die sich dahinter verbargen. Das ganze Tier war ein einziger Strang aus Muskeln, die sich graziös, anmutig und koordiniert bewegten. Zuvor hatte ich noch nie eine solche Muskelbeweglichkeit und ein solches Zusammenspiel von kleinen und großen Muskeln gespürt. Jede Bewegung der Schlange setze einen neuen Impuls und ich konnte spüren, wie das Zusammenspiel der Muskeln harmonierte. Von den oberflächigen bis hinein zu den tief liegenden und wie sich das Schuppenkleid den Bewegungen anpasste und sich neu ausrichtete. Ebenso faszinierend ist es, das Gewicht einer Schlange zu fühlen. Schlangen haben die Fähigkeit, ihr Körpergewicht durch Ablassen von Luft fest auf den Boden zu pressen, um sich so vor ungewolltem Aufheben zu schützen. Mit Kraft war es nicht möglich, unter das Tier zu kommen. Aber mit Gefühl. Ich ließ meine Handflächen sanft unter sie gleiten. Ähnlich beim Menschen, wenn ich unter Trizeps oder Schulterpartie gleite, um hier das Gewicht zu fühlen. Kaum hatte ich sie vom Boden aufgehoben, wurde sie gefühlt um das Dreifache leichter und begann, sich um mich zu schlängeln. Jetzt erkundete sie mich wie ich sie zuvor. Überraschenderweise, in derselben Sanftheit und Geschmeidigkeit, vergleichbar mit den erkundenden Händen eines TRAGER-Praktikers. Sie glitt um mich und meine Hände glitten um sie. So entstand ein gegenseitiges Fühlen und Erkunden auf höchstem feinfühligem Niveau, verbunden mit höchster Achtsamkeit und Absichtslosigkeit, ähnlich versunken in einem tiefen Hookup. Weit weg vom Denken und verschmolzen mit dem anderen Körper im reinsten Austausch des kommunizierenden Fühlens.

An dieser Stelle verabschiede ich mich von Ihnen und bedanke mich recht herzlich für das Lesen meines Buches. Ich hoffe, es entsprach Ihren Erwartungen, deckte sich mit

Ihren Vorstellungen, hat Fragen beantwortet und Sie konnten den einen oder anderen Anreiz für sich entdecken. Ich würde mich freuen, wenn Sie etwas aus diesem Buch für sich mitnehmen konnten, und wünsche Ihnen allen eine leichte Zeit mit all der Freiheit, die Sie für Körper, Geist und Seele brauchen.

Achten Sie stets auf Ihr Wohlergehen.

Herzliche Grüße, Wolfgang Trawniczek

Danksagungen

Mein Dank gilt allen, die mich durch meine Ausbildungszeit begleitet haben und durch die ich dieses Wissen und Verständnis erlangt habe, welches ich jetzt besitze.

Vielen Dank an alle Instruktoren und Tutoren, die stets für Fragen offen waren und ihr jahrelanges Wissen und ihren Erfahrungsschatz weitergegeben haben.

Vielen Dank an alle Mitstudierenden für eure Feedbacks, den Zusammenhalt und die gemeinsame Zeit. Ich schätze es sehr, dass sich daraus auch feste Freundschaften entwickelt haben.

Vielen Dank an unsere Übungsgruppe für all die gegenseitigen Sitzungen und Erfahrungsaustausche. Es war immer eine bereichernde, besondere Zeit.

Vielen Dank an alle Übungsklienten, die sich vertrauensvoll und mit völliger Offenheit zur Verfügung gestellt und sich mir immer wieder anvertraut haben.

Besonderer Dank gilt meiner Ehefrau und meiner Tochter, die mir stets den Rücken freigehalten haben, zu mir standen und mir somit all dies ermöglichten. Ohne euch hätte ich es nicht geschafft. Ich liebe euch.

Anmerkung:
Der Begriff Therapeut ist in manchen Ländern geschützt und es sind nur bestimmte berufsbezogene Gruppen berechtigt, diesen Titel zu tragen, zu führen und zu verwenden.

In anderen Ländern gilt er als kein geschützter Begriff und kann auch von nicht medizinischem Personal geführt werden, z.B. Wellness- oder Massagetherapeut.

Der von mir geschriebene Inhalt bezieht sich auf kein Land und keine Berufsgruppe und macht deshalb auch umgangssprachlich vom Begriff Therapeut Gebrauch.

Quellenverweise

Quelle: Dr. med. Cordula Bruch (Hg.) / Die große Enzyklopädie Naturheilkunde / Heilmethoden, Wirkungsweisen und Anwendungsgebiete 2002 // Autor TRAGER: Heigl Martin

Quelle: Dr.med. György Irmey / 110 wirksame Behandlungsmöglichkeiten bei Krebs. / Schulmedizin und sinnvolle Alternativen nutzen / So finden Sie Ihren persönlichen Weg // TRIAS Verlag

Kontakt:

TRAGER-VERBAND Deutschland e.V. www.trager.de